Asahi Shinsho 775

パンデミックを生き抜く

中世ペストに学ぶ新型コロナ対策

濱田篤郎

朝日新聞出版

はじめに　新型コロナは史上最悪の感染症ではない

1　パンデミックの発生

２０１９年も終わろうとしていた12月31日に、中国保健当局から世界保健機関（ＷＨＯ）に第一報が入る。

この年の12月初旬から中国・武漢市にある海鮮市場の関係者を中心に、原因不明の肺炎患者が発生しているという情報だ。この海鮮市場は揚子江でとれた魚介類を販売するとともに、食用の小動物も販売していた。中国では古来、犬、猫、タヌキ、蛇など特殊な食材を使った「野味」と呼ばれる料理が食べられてきた。肺炎の患者が多発していたのは、この「野味」の食材として生きた小動物を販売している市場だった。

この情報を読んだ筆者は、２００２年11月に中国でおきた重症急性呼吸器症候群（ＳＡ

RS・サーズ）の流行を思い浮かべた。あの時も、中国・広東省で「野味」に用いる小動物から流行がおきていたからだ。その後、SARSの流行は全世界に拡大し、8000人を超える患者が発生するとともに、うち1割が死亡するという惨事になった。

「今回の流行はSARSの再来ではないか？」

当時を知る感染症の専門家の中には、そんな思いを抱いた人も多かったはずだ。そして2020年1月9日に中国の保健当局は、肺炎患者から新型コロナウイルスを検出したと報告する。

コロナウイルスは呼吸器系に感染する病原体で、人に感染するウイルスは今までに6種類が知られていた。SARSや中東呼吸器症候群（MERS・マーズ）もコロナウイルスでおこるが、それとは別の新しい種類だという。そして、このウイルスの構造はSARSウイルスによく似ているというのだ。

この報告に世界中が衝撃を受けた。あのSARS流行のような事態がまた繰り返されるのかと。しかし現実はもっと悲惨だった。

中国での患者数は1月中旬から急増し、1月下旬に中国政府は武漢とその周辺の湖北省全体を封鎖するという強硬措置にでる。

だが、この時点までに、流行は中国国内だけでなく、アジア、中東、ヨーロッパなどに飛び火していた。各国で患者が増加する中、WHOも1月30日に公衆衛生上の緊急事態を宣言する。日本でも2月に入り中国からの入国者を中心に患者数が増え、国内感染例も発生するようになった。

そして、3月に火の手はイタリアやイランで燃え上がる。この地域でくすぶっていた流行が感染爆発をおこし、周辺諸国を巻き込んで急速に拡大していったのである。さらに、この頃から米国でも患者数が急増する。この状況を受けて、WHOは3月11日に新型コロナウイルスの流行がパンデミック（世界的流行）の状態にあると発表した。WHOがインフルエンザ以外の感染症でパンデミック宣言をするのは初めてのことだった。

このように新型コロナウイルスは、わずか3カ月余りで世界全体に拡大し、その感染者数はこの原稿を書いている2020年6月中旬時点で800万人にのぼり、40万人以上が死亡するという大きな被害を生じている。

2　新型コロナウイルスの感染力と毒性

病原体の強さを判断する場合、「感染力」と「病原性」という指標が使われる。病原性という言葉は一般の方には難しいので、本書では「毒性」という言葉で説明していく。病原体がすべて毒素を発生するわけではないが、ご容赦いただきたい。

今回の新型コロナウイルスの感染力は、ＳＡＲＳや季節性インフルエンザを超える強さがあるが、毒性については致死率が約２％で、ＳＡＲＳの10％に比べると低い。しかし、季節性インフルエンザの致死率が約０・05％であることを考えれば、その40倍の致死率になる。しかも、患者の急増で医療が崩壊したイタリアやスペインでは、致死率が10％以上にのぼった。すなわち、このウイルスは感染力が強いだけでなく、患者の多発により医療崩壊がおきてしまうと、毒性もＳＡＲＳ並みに強くなる病原体だった。

病原体の感染力と毒性は一般に反比例する。すなわち、感染力が強い病原体は毒性が弱く、毒性が強い病原体は感染力が弱い。なぜなら、病原体は宿主《しゅくしゅ》（人や動物）に感染することで自分の子孫を残していくが、どちらも強いと宿主が死に絶えてしまい、自分の子孫が残せなくなるからである。そこで病原体は感染力と毒性をコントロールしながら、宿主への感染を拡大させていく。この点については本書の第3章で詳しく解説するので、まずは、病原体の「感染力と毒性は反比例する」ということを覚えておいていただきたい。

ただし、この感染力と毒性の関係が成り立たないことがある。それは、今回の新型コロナウイルスのように新たな宿主に感染するようになった場合である。病原体は、宿主（人）の状態をあまり知らないので、感染力も毒性も強くなるのだ。今後、新型コロナウイルスが人への感染を繰り返していくうちに、感染力か毒性のいずれかが低下していくはずだ。

3　人類の歴史で一度だけおきた悲劇

このように病原体は新たな宿主に感染し始めた時期を除いて、感染力と毒性が反比例するようにコントロールされており、病原体によって人類が滅亡するような事態はおこらないと考えられている。これが自然界の法則なのだ。

しかし、人類の歴史の中で一度だけ、感染力も毒性も強い病原体が大流行したことがある。それが14世紀にヨーロッパや中東などでおきたペストの流行である。その意味で14世紀に流行したペストは史上最悪の感染症だった。この感染症は別名で黒死病とも呼ばれる。

ペストは古くから世界各地で流行をおこし、多くの人びとの命を奪ってきた。決してこの時代に流行し始めたばかりの感染症ではない。しかし、それが中世末期の14世紀にヨーロッパなどで大流行をおこし、当時の人口の3割以上が死亡するという事態をおこした。この時、人類は滅亡の危機に瀕《ひん》したといってもいいだろう。

これは、何らかの原因で、病原体であるペスト菌が自然界の法則に反して暴走を始めたからだった。この原因を明らかにすることは、現在、流行の渦中にある新型コロナウイルスの対策をとるためにも、また、今後おこる可能性のある感染症の大流行を未然に防ぐためにも、有益なヒントになるはずだ。

さらに、新型コロナウイルスの流行拡大にともなう人びとの心理状態や行動は、14世紀のペスト流行時のそれと大変によく似ている。いずれの流行でも人びとの不安が拡大し、感染者への差別や、不安や怒りをスケープゴートに向けるなどの社会現象がおこった。

14世紀の人びとは感染症が病原体でおこることさえも知らなかったため、こうした行動は仕方のないことかもしれない。しかし、現代を生きる私たちはその実態を知っているにもかかわらず、700年前と同じ行動をとっている。当時の人びとの心理状態や行動を知ることは、現代の私たちが冷静に新型コロナウイルスの流行に向き合うためにも必要なことなのである。

4　現代の流行対策も14世紀のもの

新型コロナウイルスの流行拡大を阻止するため、私たちは「患者の隔離」、「入国者の検疫」、さらには「都市封鎖」という方法を用いている。じつは、こうした対策が実施されたのも14世紀のペスト流行時だった。

当時の人びとは病原体の存在すら知らなかったが、多くの患者が次々に死んでいく様子を目の当たりにしながら、必死にその原因を考えた。この時代は悪い空気が感染症をおこすという考えが主流だったが、患者への接触が原因ということも経験から学んでいた。その結果、患者から離れることや、患者の発生している地域を封鎖すること、患者が乗船している可能性のある船を監視することなどの対策を考えつく。そして、こうした対策を実行したところ、流行は次第に収束していった。

ペストの流行から人類が滅亡するという危機を乗り越えることができたのは、このような対策を実施したためであり、これ以降も感染症が流行する際には同様な方法がとられるようになった。

やがて、私たち人類は19世紀後半の微生物学の急速な進歩を経て、感染症という健康問題をほぼ克服することに成功する。これには治療薬やワクチンといった現代医学が作り出す最新技術が大きく貢献した。しかし、今回の新型コロナウイルスは未知の病原体であるため、こうした最新技術が使えない状況にある。そこで、流行制圧のためには、患者の隔離、検疫、都市封鎖という14世紀のペスト流行時に使われたのと同じ対策を用いるしかなかった。

5　史上最悪の感染症からのメッセージ

今回の新型コロナウイルスの流行は、人類の歴史に記録されるほどの感染症になるだろう。それは流行が社会に与える影響が甚大だったためであり、14世紀のペストのように人類を滅亡させるほどのパワーがあるわけではない。近いうちにはワクチンや治療薬が開発され、流行を終息させることができるはずだ。

しかし、それまでの間、私たちは700年前に作られた流行対策を中心に、この感染症の拡大を抑えていかなければならない。そして、こうした対策を実践するにあたり、その起源となった14世紀のペスト流行について知っておくことが大切である。また、この知識は今回の新型コロナウイルスの流行だけでなく、今後も発生が予想される感染症への対策を準備するためにも役立つものと考える。

本書はこうした目的で、史上最悪の感染症である14世紀のペストの流行をまとめたものである。流行の状況とともに、この感染症がどこで発生し、なぜ甚大な被害を生じたのか。また、当時の人びとがどのように危機を脱し、現代にも引き継がれる感染症対策を考えだしたのか。これらの情報を当時の歴史や文化とともに解説していく。

読者の皆さんには、14世紀のペスト流行からのメッセージをヒントにして、今回の新型コロナウイルスのパンデミックを克服していただきたい。

パンデミックを生き抜く
中世ペストに学ぶ新型コロナ対策

目次

図版・地図＝谷口正孝

第1章

感染症による人類滅亡の危機

1　滅亡の危機は実際にあった

SF映画の中には人類滅亡を取り上げた作品が数多くある。

滅亡の原因としては、核戦争や宇宙人の襲来、隕石《いんせき》の落下などさまざまで、病原体が原因となっている作品も少なくない。たとえば、ウィル・スミス主演の「アイ・アム・レジェンド」（米国　2007年）は未知のウイルスにより人類が絶滅し、そこに残された一人の男を描いた作品である。また、日本映画の「復活の日」（1980年）は小松左京の原作を映画化したもので、新型のインフルエンザにより人類が滅亡の危機に陥る様子が描かれている。

今回の新型コロナウイルスの流行で人類が滅亡することはまずないが、約700年前にその危機が実際にあった。それは14世紀のペストの流行である。この危機は幸いにも回避され、私たち人類は現在も生存しているが、ヨーロッパでは当時の人口の3分の1にあたる3500万人が死亡した。

人類は約20万年前にアフリカ大陸で誕生して以来、その個体数を少しずつ増加させながら世界中に拡散していった。この間に人類は世界各地のさまざまな環境に適応するとともに、武器を持つことで最強の生物へと進化を遂げた。そして約1万年前に農耕が開始されると、人口は飛躍的に増加する。世界各地で国家の形成も始まり、四大文明がエジプト、メソポタミア、インド北部、中国北部に誕生する。その後、古代、中世という時代を経て、人口は順調に増加していくが、それが14世紀に人類誕生後初めて、大幅に減少したのである。人類誕生以来の人口数のグラフ（**図1**）を見ても、1300年代に初めて落ち込みがあるのが分かる。これこそが、ペスト流行による人類滅亡の危機だった。

これ以前も、これ以降も、感染症の大流行や自然災害、戦乱など人口を大きく減らすような出来事は何度となくおきているが、人口数を大幅に減少させるほどの事態は14世紀のペスト流行をおいて他にはない。たとえば第二次世界大戦では約5000万〜8000万人の人びとが亡くなったが、当時の世界人口の比率からすると約2〜3%で、人口曲線が減少に傾くことはなかった。1918年に発生したスペインインフルエンザの流行でも約4000万人が亡くなっているが、これも人口曲線に影響するほどの事態には至っていない。

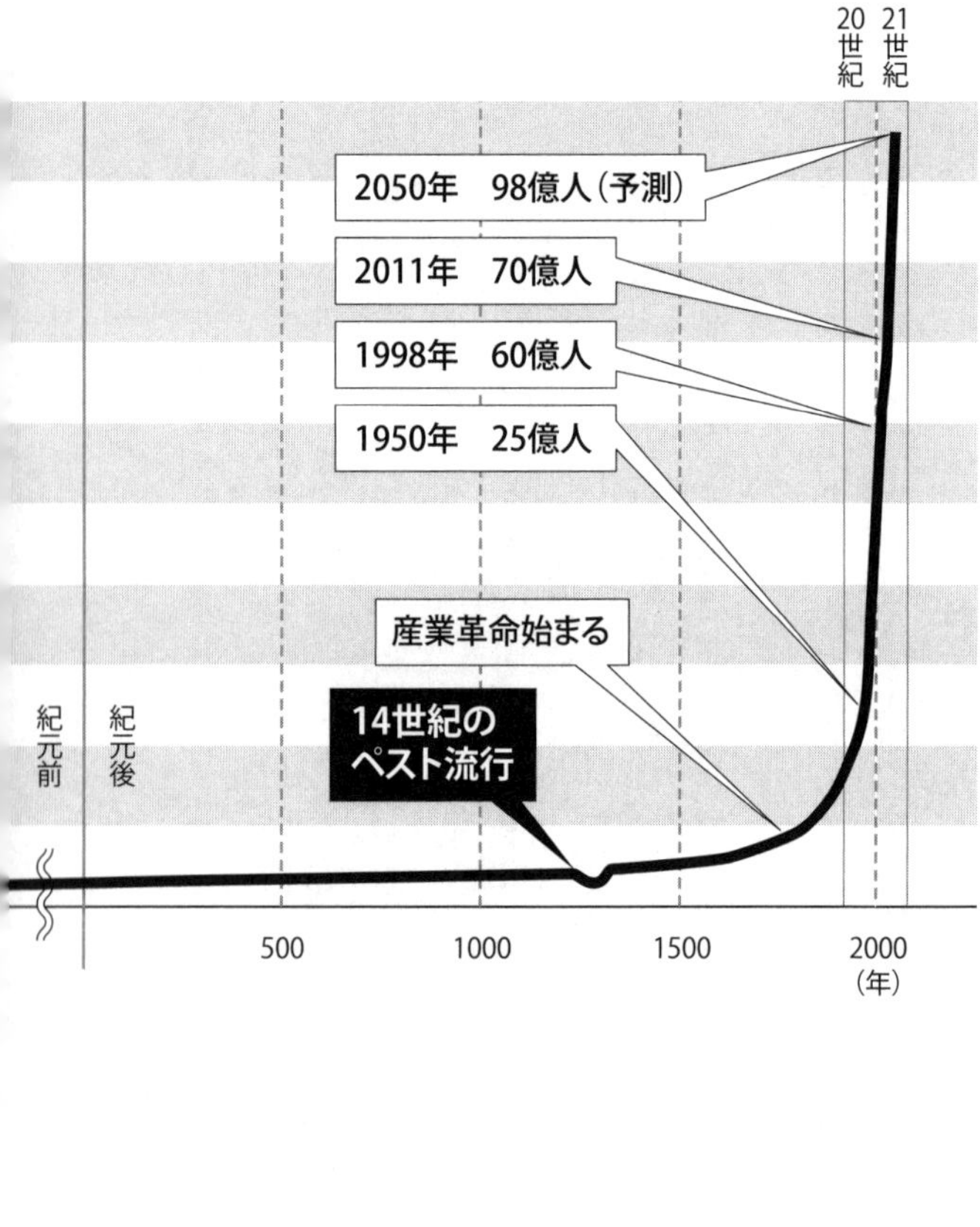
20世紀
21世紀
2050年　98億人（予測）
2011年　70億人
1998年　60億人
1950年　25億人
産業革命始まる
14世紀のペスト流行
紀元前
紀元後
500
1000
1500
2000
（年）

図1　世界人口の推移（推計値）

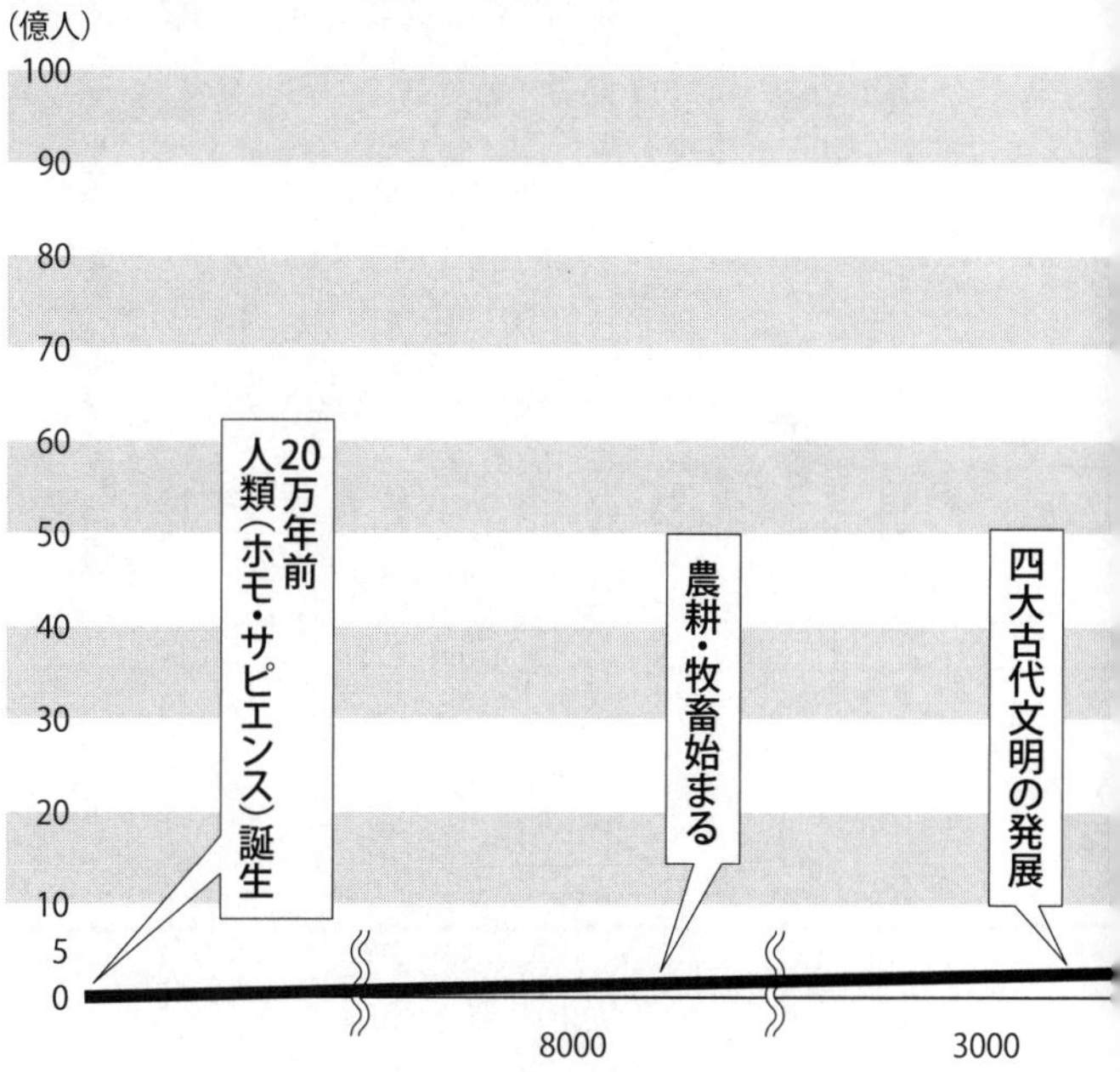

国連人口基金東京事務所（濱田篤郎一部改変）

2　ペスト流行を描いた歴史的記録

これだけの被害をもたらすペストの流行があった1340年代とは、どんな時代だったのか。ヨーロッパは中世が終盤を迎えており、フランスとイギリスの間では百年戦争が始まり、イタリアではルネサンスの鼓動を感じさせる時代だった。アジアではモンゴルが空前の大帝国を建設しており、中国からロシア平原までが一つの世界に包括されていた。日本では鎌倉幕府が倒れ、各地で南北朝の戦乱がおきていた。

このような世界の中でペストが流行し、ヨーロッパでは約3500万人、中東では2000万人以上が死亡した。この流行がアジアにも波及したかについてはさまざまな説があり、第4章で詳しく解説するが、中国などでも1000万人以上が死亡したという説が有力である。

では、この時代に人類を滅亡の危機に陥れたペストとはどんな感染症なのか。この病気はペスト菌によりおこり、人類の歴史の中で3回の大流行を繰り返してきた。その第2回目の流行が14世紀の流行だった。

この流行の模様を、中世イタリアの作家ボッカチオ（1313〜75年）が、彼の代表作である『デカメロン』の冒頭で詳細に述べている。彼はペスト流行の渦中、イタリアのフィレンツェに在住しており、そこで『デカメロン』を執筆した。この小説は、ペストの流行を契機に郊外へ疎開した男女10人の語る好色艶笑譚を題材にしたもので、その初めの部分は次のように書かれている。

「神の子の降誕から、すでに一三四八年目におよびましたが、その時イタリアの他のすべての都市にまさって明媚《めいび》をもって鳴るフィレンツェの都に、致死の疫病が見舞ったのであります」（柏熊達生訳　ちくま文庫）

彼はこの疫病が「数年前に東洋の諸地方ではじまり」、1348年の春にフィレンツェに波及したと紹介している。その症状は、「男も女も同じように、股のつけねか腋の下にこわばった腫瘍《しゅよう》ができ」、それが全身に拡大した後に「黒色や鉛色の斑点にかわり」、発病してから3日ほどで死んでいくと述べている。これは、現代のペストの中でも腺《せん》ペストの症状に一致するもので、手足の付け根のリンパ節の腫脹《しゅちょう》、皮膚の出血斑などの症状と考えられている。

『デカメロン』ではペストの感染経路について、「患者と話したり、患者に近よったりしてうつるとともに、「使用された衣類」からもうつると記載している。現代のペストはネズミがまず感染し、そのネズミを吸血したノミが人を吸血して感染する病気である。ただし、ペストで肺炎をおこした患者は、病原体を咳やクシャミで周囲にまき散らし、飛沫《ひまつ》感染をおこすことが知られている。

『デカメロン』の中では、ペストの流行により人びとの心が荒廃していく様子もドキュメンタリータッチに描かれている。まず「人々は患者と患者の持ち物をさけて、これからのがれようとするようになり」、ついには「妻は夫をすてるにいたり、(中略)父や母はこどもたちを、まるで自分のものではないように、訪問したり面倒をみたりすることをさけました」と紹介している。このように患者に近づくと感染するという噂《うわさ》が広まり、家族は患者の看病をやめて、そのまま放置するようになった。死亡した患者は門前に棄《す》てられ、それを毎朝、死体運搬人が回収するのである。大きな穴を掘り、集団埋葬も行われたが、その中には生きたまま埋められた患者もいたようだ。さらに、死者の数が増えてくると、そのまま路上に放置され、町中には遺体の腐敗臭が充満する。こうした修羅場から逃れるため、生き残った人びとは郊外に疎開していった。『デカメロン』に登場する10人の若者たちもそんな境遇の集団だった。

ボッカチオは、1348年3月から7月までに、フィレンツェの城壁内で10万人以上が死亡したと述べている。当時のフィレンツェの人口が10万人ほどだったので、ボッカチオの数値はあまりにも多すぎるが、現代の推計でもこの町では人口の約60%がペストにより死亡したとされている。フィレンツェはヨーロッパでも最高の致死率を記録した町だった。

『デカメロン』とともに、14世紀のペストの被害状況を記載した書物として、モロッコ人のイブン・バッータ(1304~69年)が書いた『三大陸周遊記』がある。この本は、彼が1325年から49年にかけてアフリカ、中東、中央アジア、インド、中国を旅行した時の記録である。彼は1348年8月、シリアのダマスカス滞在中にペスト流行に遭遇しており、毎日2000人以上が死亡したと記載している。

その後、バッータはエルサレムやエジプトのアレキサンドリア、カイロを経て、1348年11月にイスラム教の聖地であるアラビア半島のメッカに到着している。この行程の中にもペストの流行で荒廃した町の様子が数多く描かれており、この病気の流行がヨーロッパだけでなく中東にも波及したことは明らかである。

3 それまでの社会や文化を変えた流行

14世紀のペスト流行がヨーロッパや中東に到達したのは1347年と推定されている。この大流行は1353年頃まで各地で続くが、これは第1波といわれるもので、その後は14世紀末までに大流行の波が3回おきた。こうした度重なる大流行により、ヨーロッパでは当時の人口の3分の1にあたる3500万人が死亡した。

まさに人類は絶滅の危機に瀕したわけだが、その危機を当時の人びとは乗り越えることができた。その一方で、これだけ大規模な人口減少や社会的な混乱を経て、それまでの社会や文化は大きく変化する。ヨーロッパという地域に注目すれば、中世が近世という時代に向けて動き出す原動力になった。

たとえばヨーロッパ各地での人口の急激な減少は、それまで中世社会を支えてきた封建制度を崩壊させる契機になった。流行前まで各地の封建領主が支配していた地域では、多くの農民が死亡したため各領主による支配が困難になり、その結果としてフランスやイギリスでは中央集権化が進む。

また、ペストの流行は支配者層の交代にも影響をおよぼすことになる。『デカメロン』の冒頭に描かれたフィレンツェでは、一般市民だけでなく支配者層である貴族階級にも多くの死者が出たが、こうした中で新興貴族であるメディチ家が台頭してくる。その後、同家はフィレンツェだけでなくイタリア全土に勢力を拡大するとともに、ルネサンスの発展にも貢献する。

ペストによる死者は教会関係者にも多かった。これは死者の埋葬に関わる仕事柄、当然のことであるが、このことがキリスト教の儀式にも影響を与えた。当時のキリスト教の儀式はラテン語で行われていたが、それを話せる者が減ってしまったのである。このため英語、フランス語、ドイツ語といった世俗の言葉が儀式で使われたり、公文書に記載されたりすることが多くなる。これは教会の権威失墜をおこしただけでなく、16世紀の宗教改革を誘発することにもなる。

こうした教会の権威失墜は、教会関係者の数の減少にだけ起因するものでもなかった。ペストにより多くの患者が無残に死んでいく様子を目の当たりにして、当時の人びとは神への不信を抱くようになっていた。中世社会の根本に流れる神への信仰という心が、ペストの流行を経て失われていった。

このように、ペストの流行はヨーロッパでおきた中世から近世への変化に、大きな影響をおよぼしただけでなく、中東の政治状況にも変化をおこす。この当時まで中東は、モンゴル帝国の西方への拡大により大きな混乱の中にあった。しかし、ペストの流行が各地の支配者層を葬り去ることにより、その間隙《かんげき》をついたオスマントルコ帝国が15世紀以降、中東一帯を支配することになる。このオスマントルコの拡大は、1000年以上にわたり命脈を保ってきた東ローマ帝国の滅亡（1453年）も引きおこすのだった。

このようにペストの流行は人類の滅亡まではおこさなかったものの、ヨーロッパでは中世から近世の幕開けという大きな歴史の原動力になった。これはある意味で、人類の社会を進化させる役割を担ったといってもいいだろう。

4　ペストの正体

当時の人びとはペストという病気を知らなかったため、14世紀の流行を「疫病の大流行がおきた」と記載した。この疫病がペストであると分かるのは、『デカメロン』などに記載されているリンパ節の腫脹や皮膚の出血斑など患者の特徴的な症状からである。

ペストはエルシニア属の細菌の一種であるペスト菌（*Yersinia pestis*）によっておこる感染症で、現在でもアジア、アフリカ、北米、中南米などで患者が発生している。もともとはネズミの病気で、この病気にかかったネズミを吸血するノミ（ネズミノミ）がペスト菌を媒介する。人間は病原体を持ったノミに、たまたま吸血されて感染する（**図2**）。このようなペストの病原体や感染経路が明らかになるのは19世紀末になってからだった。

人間の体内にペスト菌が侵入すると、1〜7日でノミに吸血された近くのリンパ節が腫脹する。これは手足の付け根のリンパ節に多い。ここでペスト菌がしばらく増殖した後に、高熱を発し、全身のリンパ節が腫脹してくる。これを腺ペストと呼んでいる。さらに病状が進むと、肺炎や意識低下などをおこすとともに、全身の皮膚に出血斑を生じる。この出血斑が黒っぽいことから黒死病とも呼ばれた。

肺炎をおこした患者は肺ペストと呼ばれるが、先に紹介したように、この状態の患者は咳やクシャミで周囲の人にペスト菌の飛沫感染をおこし、流行が急速に拡大する。

図2　ペストの感染経路（通常）

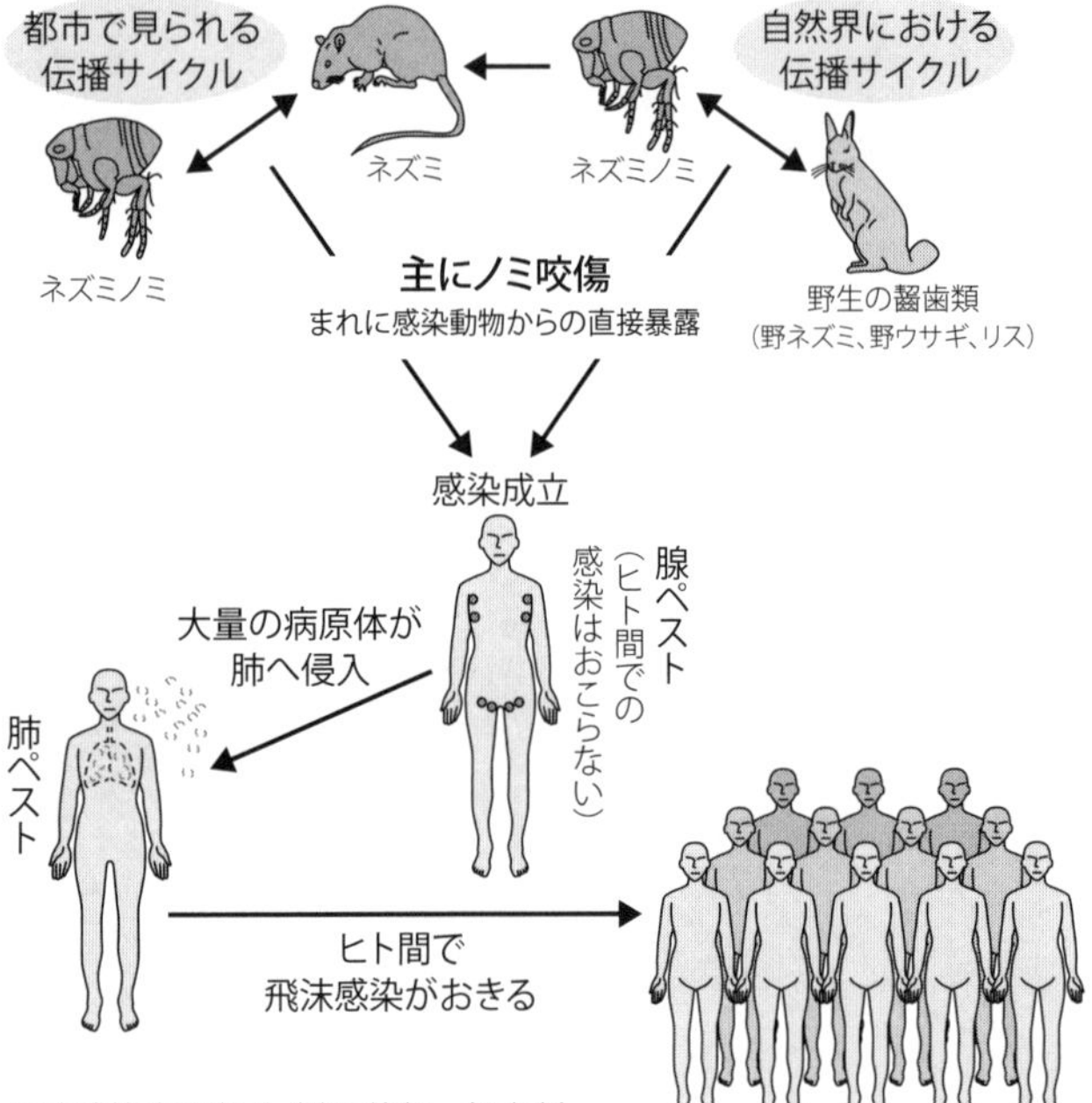

国立感染症研究所（濱田篤郎一部改変）

フランスの小説家カミュの名著『ペスト』には多くのペスト患者が登場する。この小説は１９４０年代に北アフリカのアルジェリアでおきた流行をテーマにしたもので、小説の最初の方で流行の発端となった患者（門番）の様子がリアルに描かれている。

「あえぎあえぎ、門番はまた床についた。熱は三十九度五分で、頸部のリンパ腺と四肢が腫脹し、脇腹に黒っぽい斑点が二つ広がりかけていた。彼は今では内部の痛みを訴えていた」（宮崎嶺雄訳　新潮社）

ペストは細菌感染症であり、治療には抗菌薬の投与が有効である。１９４４年に発見されたストレプトマイシンが特効薬で、腺ペストの患者であれば、ほとんどの患者はこの薬で治癒する。しかし、肺ペストをおこした場合は、この薬で治療しても致死率は40％以上に達する。これが抗菌薬のない時代には腺ペストで半数以上、肺ペストはほぼ１００％が死亡していた。

5　滅亡をおこすほどの力

このように現代社会ではペストの原因や感染経路が明らかになり、治療法も開発されている。これは19世紀末に発生した第３回目の大流行が契機となった。この時代には微生物学が大きく発展し、感染症の原因が病原体によることが解明されていた。こうした微生物学が興隆する中、フランスのエルサンと日本の北里柴三郎が、香港で患者からペスト菌を検出したのである。現代も世界各地で散発しているペストは、19世紀末からの第３回流行の名残であり、私たちはこの第3回流行以降のペストを「ペスト」と呼んでいるわけだ。

じつは、この現代のペストと14世紀のペストとは似ている点も多いが、異なる点も少なくない。それは、患者から直接感染する頻度が14世紀のペストでは大変高い点や、現代のペストでは流行前にネズミの大量死がおこるのに、14世紀のペストではその記録が少ないなどである。また、そもそも人類を滅亡に近い状態にまで陥れた強い感染力や毒性は、現代のペストには備わっていない。

このように14世紀のペストと現代のペストには相違点があることから、14世紀に流行した疫病はペスト以外の病気の可能性も考えられてきた。たとえば炭疽病《たんそびょう》やエボラ出血熱の流行だったとする説もある。しかし、最近の遺伝子を用いた研究の進歩により、14世紀の疫病はペストであることが判明している。この詳細は第3章で紹介するが、この疫病で死亡した患者の遺体から、ペスト菌の遺伝子が検出されたのである。それも現代のペスト菌とほとんど同じ構造だった。この事実は、14世紀におきた疫病の流行がペストの流行であることを科学的に証明するものだった。

では、なぜ14世紀のペストは、人類を滅亡の窮地に追いやるほどの強い感染力や毒性を持っていたのか。現代のペストとは異なる事態がなぜ生じたのか。さらには、この病気がどこから発生し、どこを経由してヨーロッパに到達したのか。また、中国や日本には波及しなかったのか。そして、私たち人類はどのようにして、この史上最悪の感染症の流行から逃れることができたのか。

こうした疑問点について次の章から解明してみよう。

第2章

ペスト流行記

1　流行当時の世界状況

ヨーロッパや中東でペストの流行が発生したのは、１３４０年代から１３５０年代にかけてのことだった。そこで、まずはこの時代の世界各地の政治や社会状況を概観してみよう（図3）。

(1) ヨーロッパ

ヨーロッパでは13世紀末までに十字軍の遠征が終了し、中世社会の象徴だったローマ法王権に翳《かげ》りが見え始める。１３０９年にはローマ法王が、フランス王の強い指示で南フランスのアビニョンに法王庁を移転していた。そのフランスではカペー朝による中央集権化が進んでいたが、１３２８年に王朝が断絶し、王族の一人であるフィリップ6世（在位・１３２８～50年）がバロア朝を開く。これに異議を唱えたイングランドのエドワード3世（在位・１３２７～77年）が、フランスの王位を主張し、１３３７年に百年戦争の火蓋が切られる。１３４６年には前半の山場となるクレシーの戦いがあり、イングランド側が大勝した。

ドイツを支配する神聖ローマ帝国では13世紀半ば、大空位時代と呼ばれる皇帝の不在時期があった。この時期を経て、１３４６年からはルクセンブルク家のカール４世がその地位（～１３７８年）についている。このようなドイツの弱体化により、長らくその支配下にあったイタリアは各都市が自治権を獲得し、14世紀にはベネチア、ジェノバ、フィレンツェ、ミラノなどが力を持ってくる。また、こうした状況下のイタリアでは、次第にルネサンスの風潮が芽生え始めていた。イタリアの都市の中でもベネチアとジェノバは地中海の海運を独占しており、この時期に繁栄のピークを迎える。このようなイタリアの情勢が、ペストの流行に際して大きな鍵になる。

イベリア半島ではイスラム教徒からの国土回復（レコンキスタ）が進み、14世紀中頃にはイスラム教徒の支配が南部のグラナダ周辺に限定される。それ以外のスペインの領土は、東部のアラゴン王国と中央部のカスティーリャ王国に分かれており、アラゴン王国はイタリア南端のシチリア島も領有する力を持っていた。

ヨーロッパの東端では東ローマ帝国がバルカン半島や小アジアを支配していたが、１３４０年代になると王位継承をめぐる内戦が勃発する。この影響でバルカン半島ではセルビ

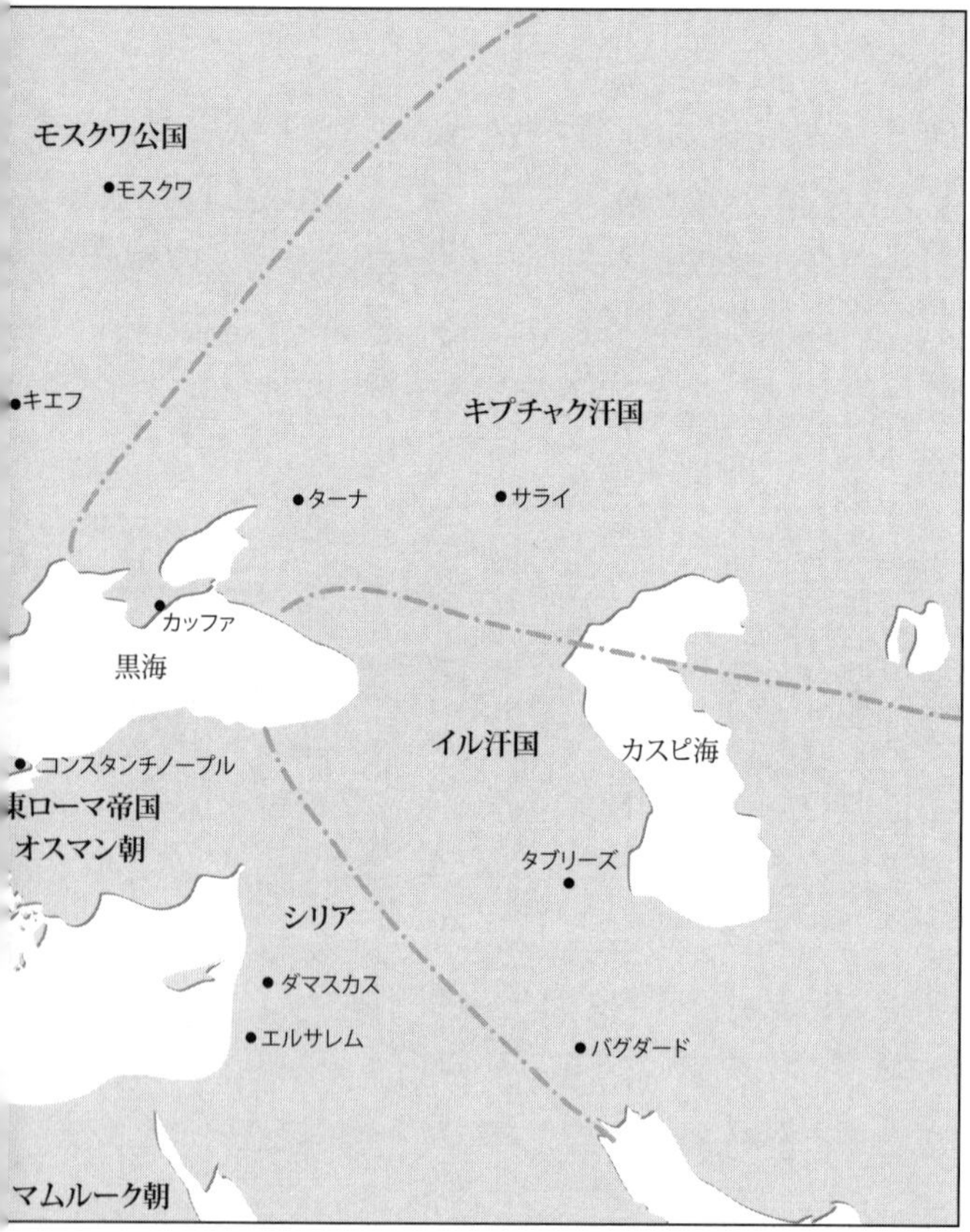
モスクワ公国
モスクワ
キエフ
キプチャク汗国
ターナ
サライ
カッファ
黒海
イル汗国
カスピ海
コンスタンチノープル
東ローマ帝国
オスマン朝
タブリーズ
シリア
ダマスカス
エルサレム
バグダード
マムルーク朝

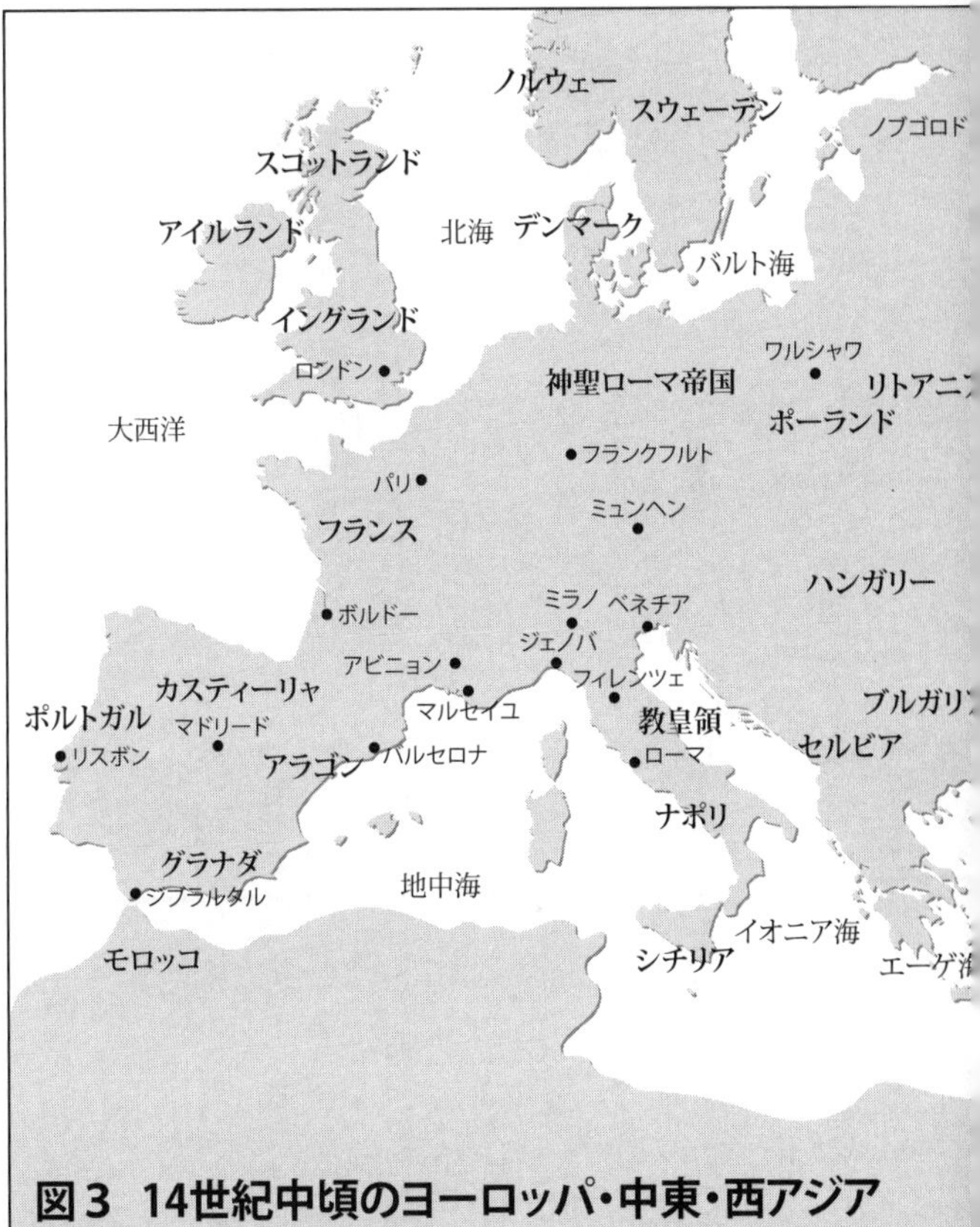

図3　14世紀中頃のヨーロッパ・中東・西アジア

濱田篤郎作成

アが、小アジアではオスマントルコが勢力を拡大させていた。

(2)中東、北アフリカ

中東や北アフリカは8世紀以降、イスラム教の国々が支配していた。しかし、これらの国々は13世紀までに十字軍の遠征やモンゴルの侵略などで大きな打撃を受け、衰退の兆しを見せていた。地中海の制海権も、イスラム側からベネチアやジェノバなどヨーロッパ側に移行する。そんな中、エジプトではイスラム系のマムルーク朝が14世紀初頭も繁栄を続けており、イスラム世界の盟主としての地位を確立していた。

(3)アジア、中国

13世紀にチンギス・ハンがアジア全域におよぶ大帝国を建設していたが、13世紀後半になると、各地でチンギス・ハンの子孫たちが独立し、帝国は分裂の様相を呈していた。中国には元朝、中央アジアにはチャガタイ汗国、南西アジアにはイル汗国、ロシア平原にはキプチャク汗国がそれぞれ独立する。これらの国々は友好的な関係を保つ時期もあったが、紛争状態に陥ることも少なくなかった。とくに14世紀になるとイル汗国とキプチャク汗国がイスラム化され、独自の文化路線を歩むようになり、分裂に一層拍車がかかっていく。

元朝は13世紀後半に皇帝となったフビライの時代に最盛期を迎えるが、14世紀になると皇帝が次々と交代し、1340年代は内戦状態になっていた。この時代の政治混乱にはペストの流行が関連していた可能性もあり、その詳細は後の章で紹介する。なお、チャガタイ汗国とイル汗国も1320~30年代に国内が分裂し、両国ともに国力が衰退していった。

一方、キプチャク汗国だけは14世紀にウズベク・ハーンやジャニーベック・ハーンなど有能な支配者が登場し、最も繁栄する時代を迎える。ロシアなどの周辺諸国を支配下におき、隣のイル汗国への侵入を繰り返していた。この点もペストの流行において重要な鍵になる。

(4) インド

インドは13世紀以降、デリーを中心にイスラム王朝が支配しており、モンゴルの侵略を退けていた。14世紀初頭には第3番目の王朝であるトゥグルク朝(~1414年)がおこり、インド全土に領域を拡大させるとともに、エジプトのマムルーク朝とも盛んに交流を行っていた。トゥグルク朝には第1章で紹介したモロッコ人のイブン・バットゥータが8年間滞在し、王の政治顧問として活躍した。

(5) 日本

日本では1333年に鎌倉幕府が滅亡し、建武の新政を経て、1336年には足利尊氏により室町幕府が開かれていた。しかし、幕府方や朝廷方の勢力が入り乱れ、14世紀末まで南北朝時代と呼ばれる内乱の時代に入る。このように国内の統治が不安定になることで、九州の海賊集団などが14世紀中頃から倭寇《わこう》として朝鮮や元朝を脅かしていた。

2 黒海沿岸での流行の始まり

こうした世界状況の中、1340年代にヨーロッパを中心にペストの大流行がおきた。では、その流行は「いつ」「どこから」始まったのか。この経緯を詳細に記載した文書が存在している。それは当時のイタリアの公証人デ・ムッシス (Gabriel de' Mussis 1280

〜1356年）が書いた『疫病の歴史』である。

この本によれば、ペストは1346年に黒海沿岸のクリミア半島にあるカッファという町から拡大したとされている（**図4**）。カッファはジェノバ人が東方貿易のために築いた交易都市で、周囲はモンゴル人のキプチャク汗国に接していた。当時のキプチャク汗国はジャニーベック・ハーンの統治下にあり、1345年からカッファのジェノバ人との間で戦争状態になっていた。この町の外壁はキプチャクの軍隊が包囲していたが、ジェノバ側は制海権を握っていたため、海側から食料などの物資補給が順調に進み、包囲戦は翌1346年に持ち越される。

ところが1346年にキプチャク軍の兵士の間で疫病の流行が発生した。この病気は手足の付け根が腫《は》れるなどの特徴からペストであることは間違いなかった。その結果、キプチャク軍の兵士は毎日1000人以上が死亡するという悲惨な状況になり、包囲していた軍隊は撤退を開始する。この撤退にあたり、キプチャク側は死亡した複数の兵士の遺体を、投石機で城壁内のジェノバ側に投げ入れた。ジェノバ側は投げ込まれた遺体を海に棄てるなどして対処したが、間もなくカッファの町中でもペストの流行が拡大していく。この惨

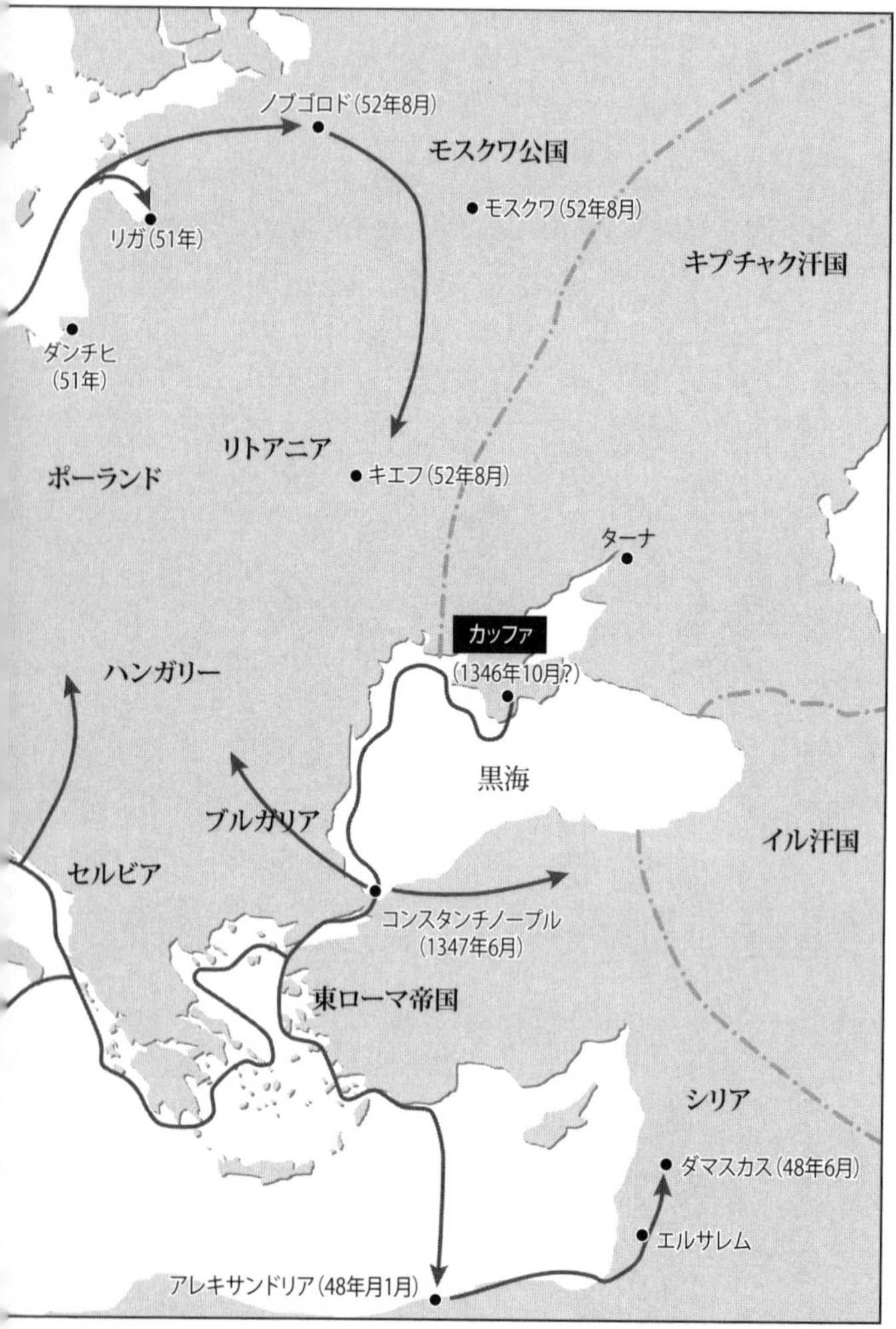
ノブゴロド(52年8月)
モスクワ公国
モスクワ(52年8月)
リガ(51年)
キプチャク汗国
ダンチヒ
(51年)
リトアニア
ポーランド
キエフ(52年8月)
ターナ
カッファ
(1346年10月?)
ハンガリー
黒海
ブルガリア
イル汗国
セルビア
コンスタンチノープル
(1347年6月)
東ローマ帝国
シリア
ダマスカス(48年6月)
エルサレム
アレキサンドリア(48年月1月)

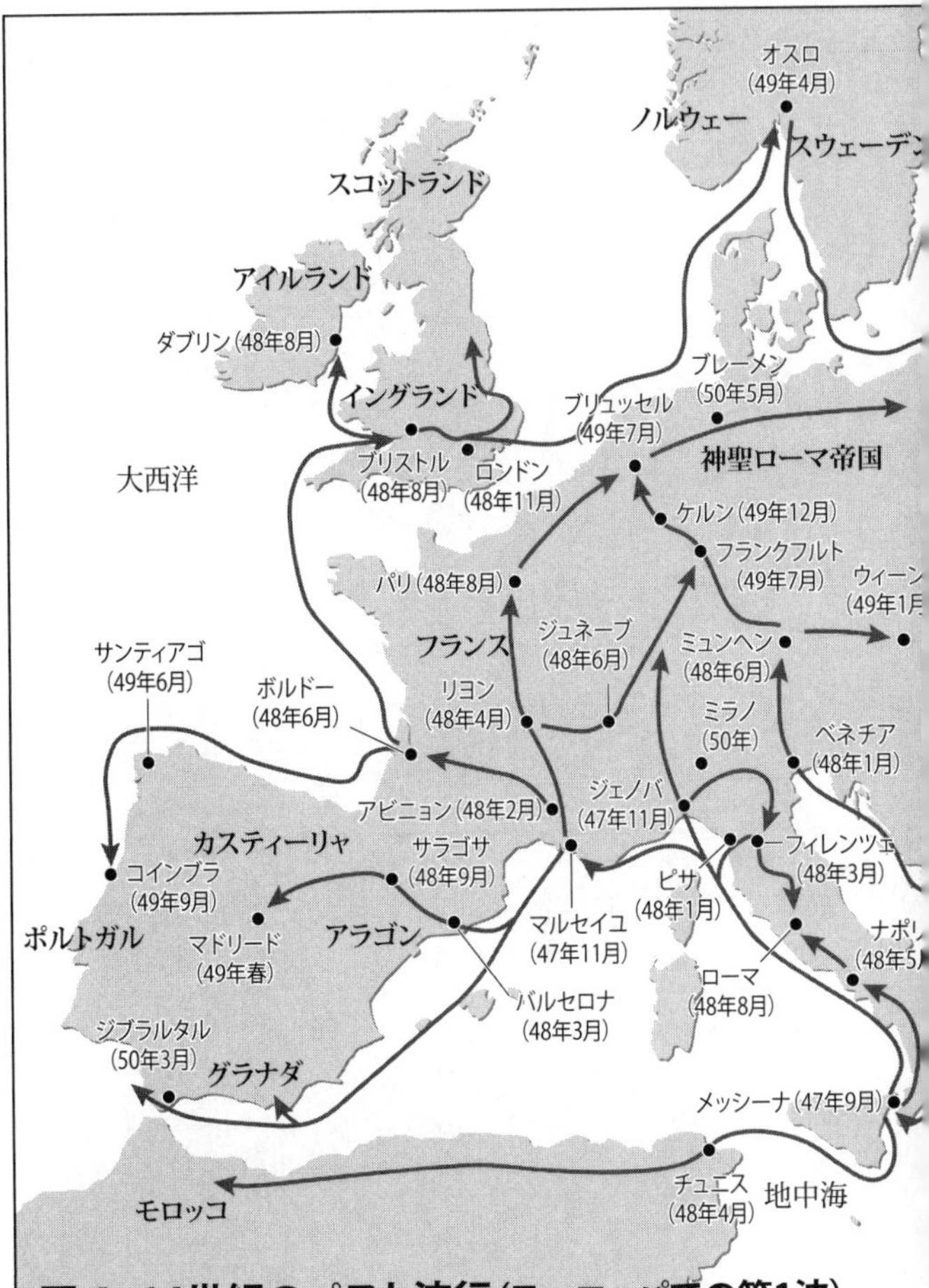

図4　14世紀のペスト流行(ヨーロッパでの第1波)

(数字は1346年以降ペストの到達年・月)

状から逃れるため、カッファの町を船で脱出したジェノバ人が、ヨーロッパにペストを運んだというのである。

この記録の著者であるデ・ムッシスはジェノバ近郊に住んでおり、そこでカッファから逃れてきた人びとから聞いた話をもとに、この記録を書いたそうだ。彼は実際にカッファに滞在していたわけではないので、本当にキプチャク軍がペストで死んだ兵士の遺体をジェノバ側に投げ入れたかは不明だが、この当時、軍隊内で疫病が発生した場合、遺体の処理方法として敵方に投入するということは、よく行われていたようである。

では、ペスト患者の遺体から感染はおこるものか。もしペスト患者が死んだばかりなら、遺体からの感染もおこりえるだろう。たとえば肺ペストをおこした患者なら、遺体にもペスト菌が多数付着しており、それを吸い込んで感染はおこる。しかし、それよりも、患者の遺体をペストの媒介昆虫であるノミが吸血し、その結果、カッファのネズミの間で流行がおきれば、人への感染は容易である。この町は長い包囲戦の影響で衛生状態が悪化しており、ネズミもノミも数多くいたはずだ。

キプチャク側が患者の遺体を城壁内に投げ入れたか否かの真相は別にしても、デ・ムッシスの記載によればペストは1346年頃、キプチャク軍の兵士の間で発生し、それが黒海沿岸のカッファから、ジェノバ人によってヨーロッパに運び込まれたということになる。

カッファで流行が始まった時期は、デ・ムッシスの本には1346年としか記載されていない。一方、この時代にシリアに在住していた歴史家イブン・アル＝ワルディは、カッファの流行後に、キプチャク汗国から逃れてきたイスラム教徒からの情報として、カッファの流行は1346年10月頃に始まったと記録している。

最近、カリフォルニア大学のホイーリス（Wheelis）はカッファでの出来事の検証を行い、ペストのヨーロッパへの侵入はカッファだけでなく、黒海沿岸にあるジェノバやベネチアの複数の交易都市からおきたという説を唱えている。筆者もこの説の可能性が高いと考える。

14世紀初頭はキプチャク汗国の繁栄により、シルクロードを介する東洋の商品やボルガ川を介するバルト海からの商品が、この国に集中していた。これを取引するために、当時、地中海貿易を独占していたジェノバやベネチアが、黒海沿岸に交易都市を数多く建設する。カッファもその一つであるが、ドン川の河口にあるターナもベネチアの交易都市として繁栄していた。

このように、当時のキプチャク汗国は交通の要衝であり、そこには東洋やバルト海から多くの商品が集中していた。そうした地域にペストの流行が発生し、それが黒海沿岸のジェノバやベネチアの交易都市からヨーロッパに運ばれたと考えられている。

キプチャク汗国でおきたペストの流行が黒海沿岸の交易都市におよんだ経路としては、いくつかのルートが想定される。カッファのように軍隊が包囲中は、患者の遺体を投げ込むような方法をとらなければ流行がおよぶことはなかっただろう。町を囲う城壁は堅牢《けんろう》で、ペストを媒介するネズミが城壁を越えて市内に侵入することは困難だったためだ。

それよりも、平時にキプチャク汗国と商取引が行われていた時の方が、ペストの交易都市への波及は容易だったはずだ。ベネチアの交易都市だったターナは1343年にキプチャク汗国と戦争をしていたが、1347年には商取引を再開している。カッファも1346年にキプチャク汗国の軍隊が撤退した後に、商取引は再開されていた可能性が高い。

こうした平時の商取引があれば交易都市の城門は開かれ、キプチャク汗国側から市内に多くの商人が入城していたことだろう。それとともに、ペスト菌を持ったネズミも市内に数多く侵入できた。この交易でキプチャク汗国側から持ち込まれた商品には、シルクや毛皮などとともに、コーカサス地方などで入手した奴隷が多かった。今でこそ奴隷というと顔をしかめる人も多いと思うが、コーカサス地方からの奴隷はエジプトでは兵士として重用されていた。この当時、奴隷は外国人労働者的な存在だったのである。

3 コンスタンチノープルまでの移動経路

それでは黒海沿岸の交易都市からペストがヨーロッパにどのように運ばれたのか。これは、ジェノバやベネチアの船が運んだと考えるのが一般的である。

黒海からヨーロッパに向かうにあたっては、ボスポラス海峡を越えて地中海に出る必要がある。この経路の途中にあるのがコンスタンチノープル（現在のイスタンブール）で、この町は東ローマ帝国の首都であるとともに、ジェノバやベネチアの重要な中継港でもあった。とくにジェノバは東ローマ帝国と友好関係にあり、コンスタンチノープルのガラタ地区はジェノバ人の居住区として発展していた。そして１３４７年６月に、このガラタ地区でペストの流行が火の手を上げる。７月にはこの流行が市内全域におよび、９月には流行がピークを迎えた。当時、東ローマ帝国は皇位継承をめぐる内戦状態にあり、この町に新たな皇帝ヨハネス6世が入城したのが1347年2月なので、それから間もない時期の流行だった。この流行でヨハネス6世は13歳の息子を亡くしている。

ところで、カッファからコンスタンチノープルまでの距離は約700キロある。当時の船は日に100キロ進んだとされており、カッファからコンスタンチノープルまでは直行便だと約1週間で到着できた。しかし、ペストがカッファからコンスタンチノープルに到着するまでには半年以上かかっている。カッファ以外の黒海沿岸の交易都市から運ばれたとしても、コンスタンチノープルに到着するまでには、同様の長い日数がかかっていたと推測される。

ペストが船で運ばれる方法としては、ペストに感染したネズミが乗船していた可能性が高い。ペストを媒介するネズミはクマネズミと呼ばれる種類で、もやい紐を伝わって、船内に容易に侵入することができる。もし、ペストに感染したネズミが船内にいれば、ノミを介して船内の他のネズミにも感染を拡大させたことだろう。このノミが人を刺せば、人の患者も出ていたはずだ。黒海沿岸からコンスタンチノープルまでの流行に要した日数を考えれば、感染したネズミや人が寄港地で下船しながら、流行の波をコンスタンチノープルに少しずつ近づけていったと考えられる。

4　コンスタンチノープル以降の異変

1347年6月、ペストがコンスタンチノープルに上陸して以降、流行拡大の速度は急速に速まる。この年の9月にはシチリア島のメッシーナ、11月にはジェノバとフランスのマルセイユ、1348年1月にはベネチアで流行が発生した。ベネチアは東ローマ帝国と関係が悪化していたため、到達までにやや時間がかかっているが、黒海沿岸から半年以上かけてコンスタンチノープルに到達したことを考えると、かなりのスピードアップである。

このスピードアップはなぜ起きたのだろうか。コンスタンチノープルを境とする社会の違いで見れば、この町の前まではイスラム教徒の国で、この町から先はキリスト教徒の国という違いがある。第1章で紹介したモロッコ人のイブン・バッツータが、ペストの流行がおこる直前の1332年にコンスタンチノープルを訪れており、その時の印象を「この町の市場は不潔で、けがれた川が流れる」と記載している。イスラム教徒から見たキリスト教徒の町の印象なので客観性に乏しいかもしれないが、当時のキリスト教国では衛生状態が一般に悪かった可能性がある。

いずれにしても、コンスタンチノープルから地中海沿岸の港町にペストが運ばれた時点では、流行拡大がスピードアップしており、患者から直接に感染したことを疑わせる記録も見られている。たとえば1347年9月にシチリア島のメッシーナにペストが上陸した時には、「患者と話をしただけで感染する」という記載もあり、ネズミを介さずに患者から直接感染した可能性が高くなっている。これ以外にも患者の息を吸ってかかるとか、目を合わせたらかかるなど、肺ペストの患者から飛沫感染で流行が拡大したことを連想させる記録も数多く見られている。

その一方で、患者の症状は手足の付け根が腫れるという従来の症状のままであり、肺ペストの症状である咳や痰《たん》、呼吸困難といった呼吸器症状はあまり記録されていない。また、肺ペストは発病すると約24時間で死亡するが、多くの患者は発病後数日生存しており、肺ペストではなく、それまでの腺ペストの流行が続いていたようだ。では、なぜ流行拡大のスピードが速まったのか。この点は第5章で詳しく検討したい。

なお、コンスタンチノープルでの流行は、中東のイスラム教徒の国々にも波及し、1348年1月にはエジプトのアレキサンドリア、6月にはシリアのダマスカスで流行が確認されている。イブン・バッツータもダマスカスで流行に遭遇し、毎日死者が2000人以上発生したと記録している。その後、彼はエルサレム、アレキサンドリア、カイロなどを訪問しその様子を記録に残しているが、すでに流行は過ぎ去り、ヨーロッパの国々ほどの大流行には至らなかったようだ。

5　ヨーロッパ上陸後の地獄絵図

メッシーナ、ジェノバ、マルセイユ、ベネチアなど地中海沿岸の港町に到達したペストは、そこから内陸に向けて流行を加速させた（図4）〔48頁〕。

まずはイタリアであるが、1347年9月におきたメッシーナの流行は10月までにシチリア島全体におよび、そこからイタリア半島を北上する。11月に上陸したジェノバでは12月に人口の3割以上が死亡する猛威を振るい、イタリア北部に拡大していった。この流行の波は1348年3月にフィレンツェにも達し、そこで人口の6割にあたる6万人が死亡するという大惨事をおこす。この時の模様が第1章で紹介したボッカチオの『デカメロン』に描かれている。その後、イタリア半島では北部からの流行と、シチリアを経た南部からの流行が同時に進行し、5月にはナポリ、8月にはローマに流行が到達した。一方、1348年1月、ベネチアに上陸したペストも市内で大流行をおこし、人口の半分以上が死亡する。当時1250人の定数だった市評議会メンバーの6割が死亡する事態になった。その後、ベネチアの流行は北部に向かい、アルプスを越えて6月にはドイツのバイエルンに達している。

フランスではペストが1347年11月にマルセイユに上陸し、ここで人口の半数が死亡する被害を生じた後に、内陸への流行を拡大させる。当時、ローマ法王庁はマルセイユの北方にあるアビニョンに移転していた。ここでも1348年2月から流行が始まり、400人以上の死者がでる日もあった。法王庁には450人の聖職者が勤めており、このうち100人近くが死亡したという。さらに北上した流行は4月にリヨン、8月にはパリに達する。パリはフランスの首都として20万人近い人口を抱えており、流行のピーク時には800人が死亡する日もあった。この町には国王フィリップ6世一家がいたが、この時の流行でジャンヌ王妃が死亡している。貴賤《きせん》を問わずペストは人びとに襲いかかったのである。

フランスでのペストの流行は西部にも拡大し、1348年4月にはツールーズ、6月には大西洋岸のボルドーに達した。この港町はイングランドやイベリア半島を結ぶ要衝で、流行がピークを迎えた9月には、イングランド国王・エドワード3世の娘である15歳のジョーン王女が滞在していた。彼女はイベリア半島のカスティーリャ王国に嫁ぐため、たまたまボルドーに寄港していたのだが、運悪くペストにかかり亡くなっている。

この後、ボルドーの流行は船でイングランドに波及し、1348年6月には南岸の港町リージスに上陸する。ここから8月にはブリストル、11月には首都のロンドンに流行が到達した。ロンドンではピーク時に200人以上の死者が出る日もあり、人口の3～4割が死亡したとされる。ロンドンにはイングランドのキリスト教徒を統括するカンタベリー大司教がおり、1349年8月、この任にあったブラッドワーディンが死亡している。彼は国王の側近で、前任の大司教がペストで倒れたため、その後任として8月に任命されたばかりだった。

イベリア半島へのペストの流行は、フランスのマルセイユから波及していった。134

8年3月にバルセロナに上陸してから、9月にはアラゴン王国の首都サラゴサに達し、国王ペドロ4世は王妃と王女を失う。隣国のカスティーリャ王国は当時、イスラム教徒のグラナダ王国と交戦中だった。この戦場となったジブラルタルでは、1350年3月に国王アルフォンソ11世がペストにより死去している。ヨーロッパではペストの流行中に王族の死亡も少なくなかったが、国王自身が死亡したのはこのケースだけだった。

なお、イベリア半島での流行は、イタリアやフランスに比べて拡大のスピードが低下しているのが分かる。さらに死亡者の数も人口の約2割と少なめだった。イベリア半島は長年にわたりイスラム教徒の支配下にあったわけだが、中東や北アフリカのイスラム教国で比較的被害が少なかったことと共通する要因があるのかもしれない。

ドイツはベネチアからアルプスを越えた流行と、フランスから東に向かう流行の双方に襲われる。バイエルンでは1348年6月に流行が始まっており、1349年1月にはウィーン、7月にはフランクフルトに到達した。このようにドイツ内でも流行拡大のスピードが遅くなっているが、これはドイツの多くの部分を森が占めていたことに起因するようだ。それだけ人の移動が難しかったのだろう。このため、森がより深くなるドイツ北西部のブレーメンやハノーバーでは、流行が始まったのが1350年に入ってからだった。

現在の東欧に流行が波及したのも1351～52年になってからである。またロシア平原の主要都市であるモスクワ、ノブゴロド、キエフに到達したのも1352年だった。これらの地域での死亡率も20％ほどに低下していた。

ここで一つ大きな疑問がある。1352年に流行がおきたモスクワは、1346年に流行が発生したキプチャク汗国の隣国で、その支配下にあった点である。なぜ、キプチャク汗国から直接、モスクワに拡大しなかったのだろうか。キプチャク汗国とモスクワの間には広大な草原があり、両国間で人の行き来が意外に少なかった可能性がある。さらに、キプチャク汗国で流行があったのは黒海沿岸の交易都市を包囲する軍隊内であり、人口がまばらなキプチャク汗国で広範囲の流行はおきなかったとも考えられる。いずれにしても、この国に関する記録が乏しいだけに詳細は不明である。

このように、ヨーロッパに上陸してからのペストの流行は、イタリアやフランスを門戸として時計回りの方向に拡大していった。イタリア、フランス、イングランドでは1348～49年に流行のピークを迎えるが、イベリア半島やドイツ、東欧、ロシアへの流行では拡大スピードが低下していった。このような第1波の流行が、ヨーロッパ全土では1353年まで続いたのである。

ところで、現代の新型コロナウイルスもヨーロッパへの侵入はイタリアから始まった。14世紀のペストと同様にフランス、ドイツ、スペインへと流行は拡大し、多くの死亡者を出している。とくにイタリアでは医療崩壊による死亡者が多く、テレビでは町の教会に安置された多数の棺《ひつぎ》が映し出されていた。14世紀の流行時にはこの数倍もの遺体が棺に入れられることなく、路上などに放置されていたことだろう。

6　ヨーロッパの3分の1が死亡

これまで紹介してきたように、ペストは黒海沿岸の交易都市からコンスタンチノープルを経てヨーロッパに上陸したわけだが、ここでヨーロッパの被害状況をまとめてみたい。

流行が一段落した14世紀末にアビニョンの法王庁は、ヨーロッパ全体の死亡者数を2400万人と発表した。この法王庁の数はペストの原因さえも明らかでない14世紀に出された推計であるが、最近の研究で出されている3500万人という数値に近いものである。

人口史の面でも流行直前（1340年）のヨーロッパの推定人口が7300万人で、これが流行後の1350年には5000万人にまで減ったとされている。すなわち人口の3割以上がペストで死亡した計算になる。

国別に見れば、イタリア、フランスでの死亡者数が多かった。イタリアはジェノバやベネチアという地中海貿易を独占していた都市があり、これらの船が最初にペストを持ち込んだことが大きな被害の原因になった。さらに、当時のイタリアには、それまでこの地を支配していた神聖ローマ帝国（ドイツ）が弱体化し、各都市が自治権を獲得するという自由な雰囲気があった。とくにフィレンツェは平民が中心になって支配する都市であり、統制があまりとれていなかったことが、大きな被害を招いた原因と考えられている。この町は流行前の人口が約10万人で、このうちの6割が死亡するというヨーロッパでも最大の被害をこうむった。その一方で、北イタリアのミラノはビスコンティ家という貴族が町を専制的に支配しており、その効果で死亡者数は人口の20％以下だった。ミラノではペスト流行の報が届くと、市内に病人が侵入するのを阻止するとともに、市内で発生した患者は家ごと焼却するという強力な隔離対策をとっていた。

フランスもマルセイユという最初の侵入門戸があったことが大きな被害の原因になった。この国では流行が波及するスピードもとくに速かったとされており、リヨンからパリまでは日に5キロの速度で流行が広がった。この後に流行がおよんだイングランドでは日に1〜2キロと推定されており、その倍以上の速度だった。こうした状況が生じた要因としては、当時のフランスが百年戦争の戦場であったためと考えられる。この戦争はペストの流行がおきると休戦状態になったが、戦時下は人の移動が頻繁なため、その移動経路を伝ってペストも拡大したのだろう。

ペストは貴賤を問わずすべての人びとに被害を与えているが、一般市民の方が貴族などの富裕層よりも死亡率は高かった。イングランドでの流行記録によれば、一般市民や農民の死亡率が40％以上に達したのに対して、貴族や富裕層では25％と低かった。不潔な環境にいる方がペストに感染しやすかったこともあるが、富裕層の場合は発病後も一定の医療や介護を受けられたことが、死亡率の低下につながったと考えられる。ただし、この時代は医療といってもペストの原因が明らかでないため、根本的な治療ではなかった。この治療については第6章で詳しく解説する。

イタリアやフランスでの死亡率に比べて、イングランド、ドイツ、イベリア半島など、次に流行が波及する国々では流行拡大のスピードも落ち、死亡率が少しずつ低下してくる。これはペスト流行に関する情報が広まり、流行が波及する前に侵入を阻止する対策がとられたり、患者の隔離策が行われたりしたためだろう。また、イベリア半島は先に述べたように、元々がイスラム系の国であったことが影響している可能性もある。

7 人から人に感染が拡大

それでは、これだけの被害をおこしたペストが、ヨーロッパ内をどのような感染経路で拡大していったのか。

これまでも説明しているように、ペストはもともとネズミの病気であり、ノミがペスト菌を媒介することで、まずはネズミの間に流行がおきる。この時に人がペスト菌を持ったノミに刺されると、ペストを発病するのである。そして、ペストを発病した患者が肺炎をおこすと、肺ペストと呼ばれる状態になり、ペスト患者の咳やクシャミにより人から人への飛沫感染がおきる。

黒海沿岸からコンスタンチノープルに流行が波及するまでは、ネズミとノミのサイクルが流行拡大に関与したと考えられる。しかし、コンスタンチノープルから地中海沿岸に達した時点で感染力が急速に増しており、肺ペストのように人から人への感染がおきていた可能性が高い。しかし、当時の記録によれば、肺ペストといえる症状が患者の多くにはおきていなかった。

地中海沿岸に上陸してからヨーロッパ内に拡大する際も、その感染力の強さを見ると、人から人に伝播《でんぱ》していた可能性が高い。じつは、ヨーロッパ内での流行拡大にあたり、ネズミが関与していなかったことを示す証拠として、ネズミの大量死があまり記録されていないことがあげられる。ペストの流行がネズミとノミのサイクルによっておきているとすれば、人の流行がおきる前に必ずネズミの間で流行が見られる。この結果、ネズミの大量死が前触れとして確認されることが多かった。しかし、14世紀のヨーロッパでのペストの流行時には、ネズミの大量死があまり記録されていないのである。社会に大混乱を招くほどの流行だっただけに、人びとは前触れの出現に過敏になっていたはずだが、その記録が少ないのである。

この当時のヨーロッパにも、ペストの感染をおこしやすいクマネズミは棲息《せいそく》していた。このネズミはインドや東南アジアが原産で、中世初頭までに中東に到達し、ヨーロッパには十字軍の遠征時代の12〜13世紀に侵入している。

このようにヨーロッパ上陸後のペストの流行拡大の速度や、ネズミの大量死があまり記録されていないことを考えると、上陸後のペストの拡大にあたっては、人から人への直接の感染があったと考えるのが妥当だろう。それでは、肺ペストによる拡大かというと、上陸後の患者の症状に肺ペストを疑う記録があまり見られず、腺ペストが人から人に感染したとしか考えられないのである。

そこで、最近提唱されているのが、ノミではなく、シラミが人から人にペスト菌を媒介したとする説である。この検証は、次の章で述べることにする。

第3章

ペストであり、ペストでない

1　14世紀の疫病がペストであることの証明

前章では1340年代から1350年代にかけて、ヨーロッパや中東でペストが大流行する模様を解説した。この疫病がペストであると呼ばれるようになったのは、19世紀末にペスト菌が発見されてからである。この発見は1894年に香港でペストが流行した時のことだった。

この流行は1850年代に中国の雲南省で発生しており、清朝末期の動乱の中、1894年には流行が広東省や香港に到達する。香港では10万人が死亡するという惨事になるが、その流行の渦中で日本の微生物学者・北里柴三郎とフランス人軍医のエルサンが、ほぼ同時に患者からペスト菌を検出した。この時、エルサンの検出したペスト菌の方が純粋に培養されていたため、この病原体に*Yersinia*（エルシニア）*pestis*という名前が付けられた。そして、この病原体でおこる病気がペストと呼ばれるようになった。さらに、1898年にはフランスの微生物学者シモンが、ペスト菌はノミに媒介されることを明らかにした。

その後、19世紀末に中国で発生したペストの流行は、当時の交通機関の発達とともに東南アジア、インド、アフリカ、アメリカ大陸に波及し、世界的な大流行となる。この流行に際して、ペスト患者が発熱や四肢のリンパ節の腫脹をおこすこと、病気が進行すると肺炎や皮下出血をおこすことなどが明らかになった。そして腺ペスト、肺ペストという医学用語もこの時に作られ、肺ペストの患者はペスト菌を咳やクシャミで飛沫感染させることも解明された。さらに1944年にワックスマンがストレプトマイシンを開発すると、この薬剤がペストの特効薬として使用されるようになった。

ペストという病気が明らかになると、過去に流行していた疫病の中にも、その症状がペストに似ているものがいくつも出てくる。その一つが14世紀に流行した疫病だった。第1章で紹介した『デカメロン』など当時の多くの文書に記載された患者の症状は、19世紀後半から世界流行したペストとほぼ同じものだった。こうした経緯で、14世紀に流行した疫病はペストだったという学説が一般的になっていく。

しかし、第2章でも紹介したように、14世紀の疫病の流行状況の中には、現代のペストとは似ていない点もいくつかあり、炭疽病やエボラ出血熱の流行だったという説まで登場した。

このような疑問も最近の遺伝子研究の発達により解決している。たとえば2011年にカナダやドイツの科学者が画期的なデータを、科学雑誌の「Nature」に発表した。彼らはロンドンの墓地で、14世紀の疫病で死亡した遺体を発掘し、その遺体の歯や骨からペスト菌の遺伝子を検出したのである。この遺伝子は現代のペスト菌とほぼ同じで、毒性も現代のペスト菌と相違なかった。こうした14世紀の疫病で死亡した遺体の調査は、その後もヨーロッパ各地で行われており、同様な結果が得られている。

これらのデータから、14世紀に流行した疫病はペストの流行であり、病原体は現代のペスト菌とほぼ同じであることが科学的に証明されたわけだ。では、なぜ14世紀の流行では現代のペストと異なる流行状況になったのか。本章ではこの点を検討してみたい。

2　ペストの医学的特徴

まず、ペスト菌ならびにペストという病気をまとめておこう。

2019年6月の世界保健機関からの報告では、2013～18年の6年間に全世界で約2800人のペスト患者が確認され、このうち約500人が死亡している。患者が確認された国は、アフリカのコンゴ民主共和国、マダガスカル、ウガンダ、タンザニア、南北アメリカのボリビア、ペルー、米国、アジアの中国、ロシア、キルギスタン、モンゴルで、ヨーロッパからの報告はない。これらの国の中でも患者数の多いのがマダガスカルで、2300人以上を占めていた。

ペスト菌は大きさが2μm（マイクロメートル・1000分の1ミリ）の楕円《だえん》形をした細菌で、エルシニアという種類に属する（図5）。エルシニア属にはペスト菌（*Y. pestis*）以外に、*Y. pseudotuberculosis*（仮性結核菌）、*Y. enterocolitica* がある。この二つの病原体は経口感染し、人に腸管感染症をおこす。前者は発熱や発疹とともに下痢や腹痛が見られ、後者は食中毒が主な症状である。いずれも重症化することはあるが、命に関わる状態になることは少ない。日本では昔から泉《いずみ》熱《ねつ》と呼ばれる病気が流行しており、これが仮性

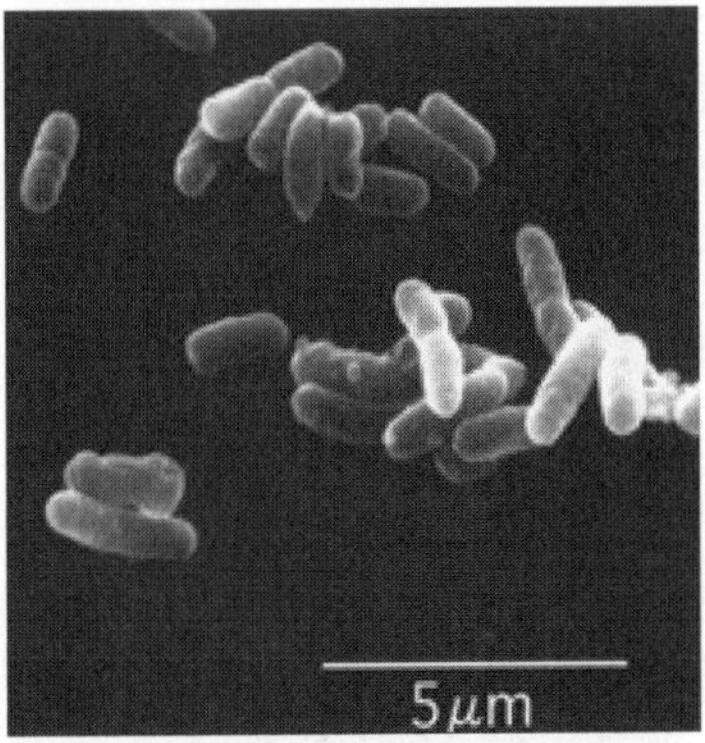

図5　ペスト菌（国立感染症研究所）

結核菌でおきていることが最近、明らかになった。

この仮性結核菌から進化したのがペスト菌で、出現時期は今から約６０００年前と推定されている。中央アジアで発掘された約４０００年前の遺体からもペスト菌が分離されているが、このペスト菌の遺伝子の構造からすると、現代のように毒性が強くなかったと推測される。これが今から約３０００年前（紀元前１０００年頃）に現代のペスト菌のように毒性が強くなったと見られている。

先にも紹介したようにペスト菌は元来、ネズミなど齧歯《げっし》類の感染症であり、ノミ（ネズミノミ）が媒介昆虫になる**（図２）**〔34頁〕。ノミが感染したネズミを吸血すると、胃の中でペスト菌が発育する。ペスト菌は２週間ほどで感染性を持つようになり、このノミが次にネズミを刺す時に菌が注入される。ペストにかかったネズミは多くが死ぬため、ネズミでの流行が拡大するとノミは本来の宿主を失い、人を吸血するようになる。この結果、人の流行がおきるのである。なお、人の感染は、ペスト菌を持つネズミの体液などに接触しておきることもある。

人家の近くに棲息するネズミには、大型のドブネズミと小型のクマネズミの２種類があり、ペストが蔓延《まんえん》しやすいのはクマネズミである。クマネズミは東南アジアやインドが原産で、紀元前後までに中東にも棲息するようになった。これが十字軍時代を経て、13世紀頃にヨーロッパで数を増加させる。その後、18世紀からヨーロッパではクマネズミが減少し、ドブネズミが増加していく。

人がペスト菌を保有するノミに刺されると、1~7日の潜伏期間の後に、刺された場所の近くのリンパ節が腫脹する。手を刺されれば腋窩部《えきかぶ》（脇の下）、足を刺されれば鼠径部《そけいぶ》（足の付け根）のリンパ節が腫れてくる。この腫れた部分は痛みを持ち、表面が潰瘍になることもある。これが腺ペストで、全身的には発熱や頭痛、全身倦怠《けんたい》感が見られる。こうした症状は、リンパ節で増殖し始めたペスト菌の拡大を抑えるための免疫反応である。

腺ペストの病状が進むと、菌が血液中を動きまわる敗血症の状態に陥る。その結果、菌の分泌する毒素でショックを起こしたり、血液の凝固異常を誘発し、皮膚に黒い出血斑が多発したりする。これが黒死病という別名の由来になった。

敗血症をおこしたペスト患者は肺炎を併発することが多く、これを肺ペストと呼ぶ。肺ペストを発病すれば約24時間で死亡するだけでなく、患者は咳やクシャミをした時にペスト菌を周囲にまき散らし、これを吸い込んだ人は、すぐに肺ペストを発病することになる。すなわち、肺ペストの患者から感染した人は、2〜3日で肺炎をおこし、治療しなければほぼ1日で死んでしまうのである。肺ペストの感染力についてはさまざまな研究が行われているが、新型コロナウイルスと同様に飛沫感染により流行が拡大することが明らかになっている。米国CDC（疾病対策予防センター）の調査では、1950〜94年に米国内で46人の肺ペスト患者が発生し、このうちの4割が死亡した。これは現代の、しかも医療先進国である米国での状況である。

ペストの治療にはストレプトマイシンが1940年代から使用されており、最近ではテトラサイクリンやキノロン系の抗菌薬も使用されるようになった。こうした抗菌薬の治療でペストの致死率は大きく低下するが、早期に開始しないと効かないことが多い。また、最近では多剤耐性のペスト菌がマダガスカルなどで出現しており、今後、世界的に拡大していくことが懸念されている。

ワクチンは不活化ワクチンが開発されているが、効果が不十分で副作用も多いため、WHO（世界保健機関）はこのワクチンの使用を推奨していない。新しいワクチンもいくつか開発中であるが、まだ実用化には至っていない。むしろ、ペストの予防にはテトラサイクリンなど抗菌薬の予防投与が有効とされており、患者に接した人などに実施されている。

3　ペスト菌の巣

このように、ペストは現代社会でも局地的な流行を繰り返しているわけだが、これはペスト菌の巣が世界各地に存在するためである。ペスト菌の巣とは、この菌を保有する野ネズミ、リス、プレーリードッグなど野生の齧歯類が棲息する場所で、こうした動物の間でペスト菌が蔓延を繰り返している。動物の棲《す》む穴の土壌中では、ペスト菌が少なくとも5年間は生存するとの報告もある。このペスト菌の巣に人が近寄ったり、巣に棲息する齧歯類が人家に近づいたりして、ペストが蔓延するのである。

現在、ペスト菌の巣はアジア、アフリカ、アメリカ大陸に広く分布しており、とくにアジアには広大な分布域がある（図6）。

マダガスカルでは人家の近くにペスト菌の巣があるため、毎年のようにペストの流行が発生している。2017年には首都のアンタナナリボでも患者が発生した。インドのスラ

図6　世界に分布するペスト菌の巣

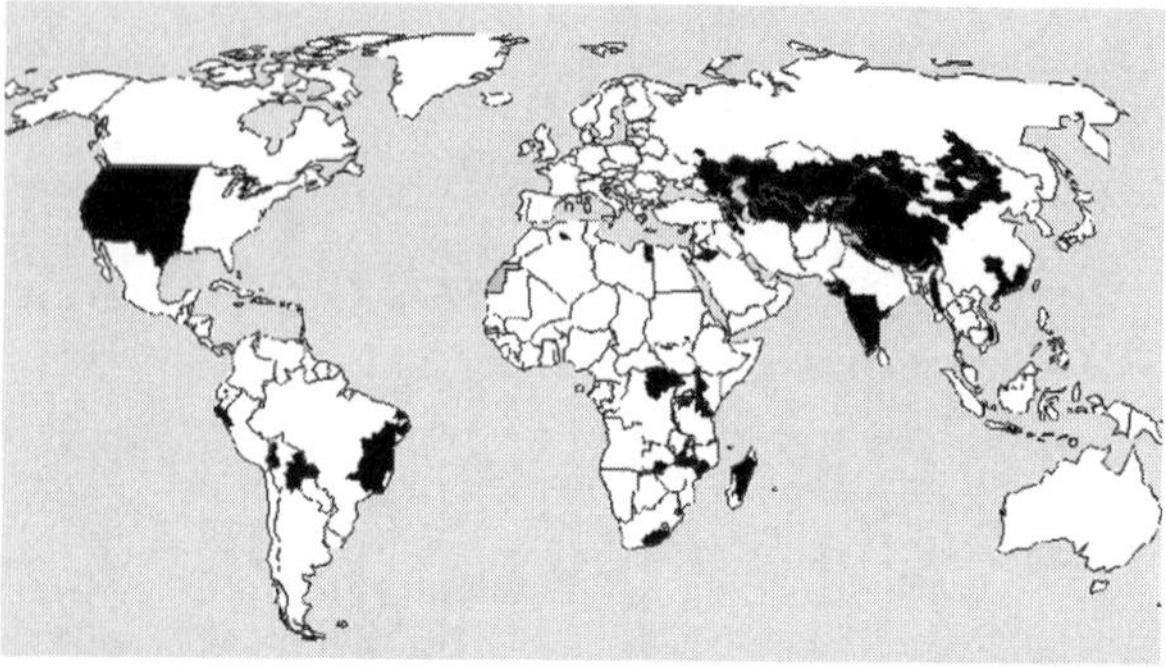

世界保健機構（WHO）2016

トでも1994年にペストの流行が発生しており、この時は前年におきた地震の影響で、ペスト菌の巣に棲息するネズミが、人家の近くに移動したことが原因と考えられている。

ペストの流行を根絶させるためには、こうしたペスト菌の巣を消し去ることが必要であるが、巣は全世界に分布しているだけにかなり難しい。米国にも南西部の砂漠地帯にペスト菌の巣があり、その近辺で毎年のように患者が発生している。この巣を消滅させることは米国でも困難なのである。

それでは、こうしたペスト菌の巣は、いつの時代から存在したのか。これは14世紀のペストの流行を知る上でも重要な点である。医学史の権威であるシカゴ大学のマクニールは、古代から世界に

3箇所の巣があったと述べている。それは、中央アジア、南アジア、アフリカ中央部の3つである。マクニールによれば、もともとの巣は南アジア（インド、ミャンマーと中国国境付近）だったとしている。そこで流行していたペスト菌が、13世紀にモンゴル軍の侵入により中央アジアまで拡大したという見解である。彼は14世紀のペストの流行も、このモンゴル軍の侵入が契機になったとの説を提唱している。

一方、最近の遺伝子研究によれば、中央アジアで発掘された4000年前の遺体からも、ペスト菌の遺伝子が分離されており、この研究結果に従えば、中央アジアのペスト菌の巣が最も古いと考えるのが妥当なのだろう。なお、別の遺伝子研究によれば、アフリカの巣は14世紀のペストの流行があった後に発生したとされている。

4　歴史の中で3回のペスト大流行

人類の歴史の中で最初にペストの流行が記載されたのは、旧約聖書の「サムエル書」とされている。これによると紀元前11世紀頃、現在のイスラエル付近でおきた出来事で、ユダヤ人の「契約の箱」（アーク）をペリシテ人が略奪したところ、ペリシテ人の間に疫病が流行したとの記載がある。この疫病の特徴が「陰部に腫れ物があらわれる」と書かれており、ペストの流行ではないかと考えられてきた。その後、この疫病はペストでないとの説も唱えられているが、この時代までにペストが中東付近で散発していた可能性は十分にある。これは先に紹介したペスト菌の遺伝子研究により、紀元前1000年頃に現代のペストをおこす菌になったとする知見とも一致する。

ペストの存在が歴史上明らかになるのは、6世紀の東ローマ帝国での流行である。この時代の東ローマ帝国にはユスティニアヌス帝が君臨しており、古代ローマ帝国を復興するための戦いを繰り広げていた。そんな中、540年に中東のシナイ半島にあるペルジウムで疫病の流行が発生し、542年には首都コンスタンチノープルにも波及する。この疫病の特徴として腋窩部や鼠径部の腫れ物などがあり、ペストであることは間違いないようだ。コンスタンチノープルでは1年間に30万人が死亡したと記録されている。

この時の流行はヨーロッパの地中海沿岸にも波及したが、内陸部への侵入は比較的少なかった。その後も、ヨーロッパではペストの流行が断続的に続いていたが、750年代以降はまったく姿を消している。この6〜8世紀のペストの流行は、ユスティニアヌスの疫病と呼ばれ、ペストの第1回世界流行と位置づけられている。なお、ユスティニアヌスの疫病で死亡した患者の遺体からもペスト菌の遺伝子が検出されており、このペスト菌は14世紀や現代の菌と、ほぼ同じ構造だった。

では、6~8世紀に流行したペスト菌はどこで発生し、東ローマ帝国に到達したのか。当時の文書にはアフリカのエチオピアからと書かれているが、シカゴ大学のマクニールはインドにあったペスト菌の巣から波及したとする説を提唱している。この時代、インドではグプタ朝(320~550年頃)が全土統一を果たし、東西への貿易を拡大させていた。東ローマ帝国とも海路で交易が行われており、最初に流行が確認されたペルジウムもこうした交易の拠点だったのである。マクニールは中国への流行の波及も提唱しており、7~8世紀の唐の時代におきた疫病の流行がペストだった可能性を指摘している。ただし、中国側にこの時の疫病の症状を記載する資料がないため確認はできていない。

このようにマクニールは、6~8世紀にかけてインドからペストの流行が始まり、それがユーラシア大陸の東西に波及したという説を提唱しているが、この説に否定的な意見もある。それはこの当時、インドでペストを疑わせる疫病が流行した記録がないからである。

この点に関してマクニールは、インドの住民が古くからペストと共存してきたため、疫病として流行することがなかったと述べている。この時代はシルクロードによる東西の交易が盛んになっており、マクニールのインド起源説も十分に考えられるが、現代も残る中央アジアのペスト菌の巣から、流行が波及したと考えることもできるだろう。

ヨーロッパでは9世紀以降、ペストの流行が見られなくなるが、中東や北アフリカでは風土病的な流行がその後も続いた。たとえば、1270年、フランス国王ルイ9世が第8回十字軍で北アフリカのチュニスに遠征中、ペストで病死している。これも、この地域でペストの流行が続いていたことを示す事例である。

そして、この次にペストがヨーロッパを襲うのが14世紀の流行で、第2回の世界流行である。この第2回流行後、ペストはヨーロッパ各地に風土病として残ることになった。こうした風土病としての流行は時に大流行をおこすこともあり、1628年にはフランスのツールーズで、1665年にはイギリスのロンドンで、1720年にはフランスのマルセイユで大流行がおきた。

第3回の世界流行は北里柴三郎とエルサンがペスト菌を発見した時の流行である。18

50年代に中国の雲南省で発生し、1894年に香港や広東省に到達した。ここから世界各地に拡大し1896年にはインドのボンベイ（ムンバイ）、1898年にはアフリカのマダガスカル、1899年には南米のパラグアイやアルゼンチン、1900年には米国のサンフランシスコに上陸している。この中でもインドでの被害が大きく、1918年までの死亡者数は1000万人近くになった。また、第3回の世界流行によりアメリカ大陸にペスト菌の巣が初めて作られた。そして現在も世界中で散発しているペストの流行は、この第3回世界流行の名残としてとらえることができる。

ところで、第3回の世界流行は日本にも1899（明治32）年、門司《もじ》に上陸している。この日本での流行は1926年までに2900人以上の患者を発生させて終息した。幸いにも日本ではペスト菌の巣はできなかったため、その後の患者発生はない。

第3回世界流行の発端についてはさまざまな説が提唱されている。その中でも、1850年代に中国の雲南省で住民の反乱があり、これを清朝の軍隊が鎮圧した際にペスト菌の巣に侵入したという説が有力である。香港や広東省に波及するまでには40年近くを要しているが、そこから世界中に拡大するには、当時の交通機関の発達の影響で、あまり時間がかからなかった。

5　14世紀のペストと現代のペストの違い

今まで説明してきたペスト菌およびペストという病気の知見は、第3回世界流行以降に得られたものである。14世紀のペストについても、流行した菌の遺伝子は現代のそれとほぼ同様であり、現代のそれと同じ流行形式、症状、毒性を持つものと考えられている。しかし、両者には相違点がいくつかあり、この違いを整理しておく。

(1)毒性の強さ

まず、14世紀のペストが現代のペストと異なる点は毒性の強さである。これを表す指標として致死率がある。致死率とは患者のうち死亡する者の割合で、これが現代のペストでは約10%になる。ただし、この数値は抗菌薬の治療が行われた場合も含むので、適切な抗菌薬の治療が行われないケースだと、腺ペストで30~60%、肺ペストでは60%以上という致死率である。現代でもペストは高い致死率であることが分かる。

それでは14世紀のペストの致死率はどうかというと、正確な数値は分からない。これは患者の全体数が不明だからである。たとえばフィレンツェでは人口の6割が死亡したと記録されているが、人口当たりの割合は分かっても、患者当たりは分からない。当時の記録にはペスト患者で救命できた者も報告されているが、こうした回復例の記録は少ないため、14世紀のペストの致死率は現代のペストに比べて、かなり高かったと考えられている。腺ペストであっても5割を超えることは確実のようだ。

このように高い致死率の原因として考えられるのは、ペスト患者の多くが肺ペストをおこしていたとする説である。しかし、当時の患者の状況を見ると、症状や死亡までの期間からして、腺ペストが多くを占めていたようであり、肺ペストが高率に発生していたとは考えにくい。

致死率が高かった原因として、もう一つ考えられるのは、患者の抵抗力が低下していたとする説である。ペストの流行が発生する直前に、ヨーロッパは冷夏などにより凶作が続いていた。この影響で栄養不足をおこし、人びとの抵抗力が低下していた可能性がある。

さらにもう一つは、当時のペストの治療が患者に悪影響を与えたという説である。当時はペストの治療法として瀉血《しゃけつ》（悪い血液を排除する治療法）をしたり、テリアカと呼ばれる麻薬の入った解毒剤を服用したりすることが行われていたが、現代の医学常識で考えれば、それは患者に悪影響をおよぼす可能性が高かった。いずれにしても、こうした治療を受けることができたのは高貴な人や裕福な人であり、全体から見ればほんの一部だった。

こうして考えてみると、筆者は14世紀のペストの毒性が強かった原因として、患者の抵抗力の低下など、患者側の因子の可能性が高いと見ている。

(2) 感染力の強さ

毒性の強さとともに明らかなのは感染力の強さである。患者数そのものは分からなくても、イタリアやフランスでは死亡者が人口の5割を超えることから、ペストの患者はそれ以上の数いたことになる。これだけの患者数が発生するには、14世紀のペストの感染力が相当強くなければならない。

流行が拡大する速度で見ても、ヨーロッパ上陸後はかなり急速に拡大した。たとえば、フランスでリヨンからパリに流行が拡大した時は、日に5キロ近くの速度であった。第3

回流行時に中国で蔓延した時には、陸路で年に10〜30キロの速度だった。これと比較しても、第2回流行時、ヨーロッパ上陸後の速度で感染が拡大するためには、かなり強い感染力が必要になる。現代のペストであれば、肺ペストの状態で人から人に感染拡大が持続しなければ、そのような事態はおきない。

しかし、先に述べたように、当時の患者の症状を見ると、肺ペストではなく腺ペストがかなりの割合を占めていたようだ。また、肺ペストの致死率と発病から死亡までの時間を考えると、肺ペストによる人から人への感染が連鎖しても、間もなく感染は拡大しなくなる。なぜなら肺ペストを発病した患者は24時間で、ほぼ全員が死亡してしまうからである。肺ペストの患者は次の人に感染させる前に、死んでしまうことが多かった。

そうなると、肺ペスト以外に人から人に伝播する経路を考えなければならない。

(3) ネズミの大量死が記録されていない

現代のペストの流行では、流行前にネズミの大量死がおこる。ペストはもともとネズミの病気であるため、まずはネズミの間でペストの流行がおこり、多くのネズミが死亡する。

その結果、この病気を媒介するノミが人を吸血し、そこに人の流行がおこるのである。このため、ネズミの大量死はペスト流行の予兆にもなっていた。ところが、14世紀のペストの流行にあたっては、こうしたネズミの大量死がほとんど記録されていない。

ペスト菌が最も感染しやすいクマネズミは、この時代のヨーロッパにも棲息していた。たとえば、グリム童話の中にある「ハーメルンの笛吹き男」にもクマネズミが登場する。この童話は13世紀末、ドイツ北部のハーメルンという町でネズミの大量発生があった時の出来事である。それを駆除するため、住民の依頼を受けた男が笛を吹いてネズミを小川に誘導し、溺死させることに成功する。しかし、住民がこの報酬を支払わなかったため、男が再び笛を吹くと、町の子どもたちがどこかに消えてしまったという筋書きである。この童話に出てくるネズミがクマネズミで、13世紀までにはヨーロッパ各地に棲息していた。

もし、現代のペストのようにネズミの流行後に人の流行がおきていれば、ネズミの大量死が記録されていたはずであるが、それが当時のヨーロッパにはあまり存在しない。これが意味することは、ヨーロッパでのペストの流行にあたっては、ネズミが関与していなかったという状況である。つまり、人から人に直接、流行が蔓延していた可能性が高いわけだ。しかも、先に紹介したように、その伝播は肺ペストの患者から飛沫感染で拡大するのではなく、腺ペストの患者から、健康な人に直接感染がおこる経路である。

(4)寒い季節にも流行する

現代のペストは夏をピークに流行するが、14世紀のペストは真冬も含めて季節にかかわらず流行した。ペスト菌の発育する最適温度は20度台で、棲息可能な温度範囲は1〜45度とかなり広い。しかし、媒介するノミの発育が夏に盛んになるため、現代のペストはこの季節をピークに流行がおきている。

14世紀のペストでは真冬でも流行がおきていたというのは、ノミ以外の媒介昆虫が流行に関与していた可能性を示している。この媒介昆虫の候補としてあげられるのがシラミである。シラミは発疹チフスなどの病原体を媒介する昆虫で、衣服に寄生するため、厚着をする冬場に感染症を蔓延させることが多い。たとえば、ナポレオンが1812年にロシア遠征に失敗し、真冬の撤退をした際に兵士の間で大流行したのが発疹チフスだった。

このように、14世紀と現代のペストは同じペスト菌でおきているにもかかわらず、その流行にはいくつかの相違点が見られる。そして、この相違は媒介昆虫の違いに起因するようだ。この点は、第5章で詳しく検討したい。

6　病原体の感染力と毒性は反比例する

本章では14世紀のペストの流行が現代の流行と比べて、いくつかの相違点があることを紹介してきた。こうした相違点があるために、現在では小規模な流行しかおこさないペスト菌が、14世紀には人類を滅亡の危機に陥れるほどの被害を生じさせたのである。

「はじめに」でも述べたように、病原体は宿主（人や動物）に寄生しながら、自分自身の子孫を残すことを目的に生きている。このときに、宿主がいなくなってしまうことは、病原体にとっても寄生する場がなくなることを意味し、大変不都合なことである。

こうした事態になることを避けるため、病原体は自身の感染力と毒性を状況に応じて変化させている。すなわち、病原体の感染力と毒性は反比例するという自然界の法則がある。感染力が強い病原体は毒性が弱く、毒性が強い病原体は感染力が弱いというものだ。たとえば、エボラウイルスは毒性が強く致死率は40％以上になるが、感染力はあまり強くない。

患者の血液や体液に接触すれば感染するが、それはあまり効率的な感染経路でない。その一方で、麻疹《はしか》は毒性が弱く致死率は低いが、空気感染をするため、感染力は大変強い。インフルエンザの約20倍の感染力があるとされている。

もしエボラウイルスのように毒性の強いウイルスが変異をおこし、空気感染するようになると、その毒性は弱まるはずだ。また、もし麻疹ウイルスの毒性が強くなり致死率が高くなると、空気感染のような強い感染力は維持されないだろう。

しかし、これには例外がある。それは、今まで人に感染しなかった病原体が新しく感染する場合である。たとえば今回の新型コロナウイルスのように、ある動物の病原体が新たな宿主に感染するようになった状況がこれに該当する。病原体は宿主の状態をあまり知らないため、自然界の法則に従わず、感染力も毒性も強くなることがある。ただし、こうした病原体は人への感染を繰り返していくうちに、感染力か毒性のいずれかが低下していくはずだ。

その一方で14世紀のペスト菌は以前から人を宿主としており、新たに人に感染をおこした病原体ではない。それがなぜ、感染力も毒性も強くなってしまったのか。ペスト菌はもともと毒性の強い病原体だったが、何らかの原因で感染力も強くなってしまったためと考えられる。このような変化は、過去に人以外に感染する病原体でおきていたのかもしれない。もしそれがおきていれば、宿主となった生物はすでに絶滅した可能性もある。しかし、人の病原体としては、この時のペスト菌が初めてだったのではないか。だからこそ、人類が絶滅の危機に瀕するほどの流行に至ったのである。これが14世紀のペストの流行を史上最悪の感染症と呼ぶ理由である。

　では、なぜ14世紀のペスト菌が感染力も毒性も強い状況になったのだろうか。それを解明する糸口として、この菌が地球上のどこで発生し、どこまで拡大したかを見ていこう。

第4章

どこから発生し、どこまで拡大したのか

1　キプチャク汗国以前の闇

14世紀のペストがヨーロッパに侵入した経路については、第2章でも紹介したように、黒海沿岸にあるジェノバやベネチアの交易都市から、船により運ばれたことがほぼ明らかである。最初にキプチャク汗国内で流行が始まり、それが黒海沿岸の交易都市に拡大するという経過をとった。

それでは、キプチャク汗国にどのようにペストが侵入し、どんな流行がおきていたのか。キプチャク汗国側に詳細な記録がないのだが、ヨーロッパ側の記録はいくつかある。

たとえば、ボッカチオの『デカメロン』の初めの方では、フィレンツェを襲った疫病の起源を次のように紹介している。

「数年前東洋の諸地方ではじまり、そこで無数の人間の生命をうばって、一つの土地から他の土地へととどまることなくつづいて、情けないことに西洋に向かって蔓延してきました」（柏熊達生訳　ちくま文庫）

この東洋というのがキプチャク汗国を指すのか、もっと東方の中央アジアや中国なのかは、この文章だけでは分からない。

カッファでの流行を記録したデ・ムッシスの『疫病の歴史』には、「カッファ流行前の1346年にモンゴル人やサラセン人（イスラム教徒）の住む東方諸国で多数の死者がでた」と簡単に記載している。また、当時、東ローマ帝国皇帝だったヨハネス6世は、極北のスキタイ人が持ち込んだと話している。

このように14世紀のペストの起源は、1346年のキプチャク汗国内でおきた流行まではたどれるのだが、それから先は闇の中なのである。

2　モンゴル帝国の分裂

キプチャク汗国は13世紀にチンギス・ハンが建国したモンゴル帝国の分国で、現在のロシア西部からウクライナまでを支配していた。

13世紀初頭にチンギス・ハンがモンゴルを統一すると、1235年に孫のバトゥがロシア平原にまで進出し、その領域の支配を確立する。1242年にはボルガ河畔のサライを都にキプチャク汗国を建国した。この頃、モンゴル帝国ではキプチャク汗国以外にも、中国の元朝、中央アジアのチャガタイ汗国、南西アジアのイル汗国と、チンギス・ハンの子孫が各地で分国を独立させていた。

この中でも元朝はとくに繁栄し、1260年にフビライが皇帝になると日本や東南アジアへの侵略を盛んに行った。中央アジアのチャガタイ汗国は13世紀末からインドへの侵略を繰り返し、この時代に最盛期を迎える。南西アジアのイル汗国も13世紀末にイスラム化することで国力を増強し、大いに繁栄する。しかし、いずれの国々も14世紀になると相続争いや内乱がおき、衰退していった。

その一方、キプチャク汗国は独立した頃は内乱が多かったが、1313年にウズベク・ハーンの統治になるとイスラム化が進み、国内は安定する。この余勢を駆って、弱体化してきたイル汗国やチャガタイ汗国への侵入を頻繁に繰り返していた。さらに、1342年にウズベクの息子のジャニーベックがハーンになると、キプチャク汗国は最盛期を迎える。

この時代のキプチャク汗国を訪れたのが、先に紹介したモロッコ人のイブン・バッツータである。彼は1332～33年に中東からインドに向かう途中、北上してキプチャク汗国の領内を横断しており、その途上で国内を巡視中のウズベク・ハーンの一行に遭遇していた。

この時に王子だったジャニーベックにも会い、大変賢明な人物であるとの記録を残している。さらにイブン・バツータは首都のサライを訪問し、宮殿の荘厳さとともに、多くの人種の集まる国際都市であることに驚嘆していた。

このようにウズベク・ハーンとジャニーベック・ハーンが統治する14世紀初頭は、キプチャク汗国の最盛期であり、この時代に国内でペストの流行が発生したわけだ。このペスト流行が影響したのか、ジャニーベックが1357年に亡くなってから、キプチャク汗国は衰退の道を歩むことになる。

3　震源地となったペスト菌の巣はどこか

イブン・バツータも記録しているように、キプチャク汗国の首都サライは14世紀初頭、東洋と西洋を結ぶ交通路の拠点にあり、多くの人種が行き交う町だった。東西を結ぶ道といえばシルクロードが有名であるが、この道も当時はサライを経由していた。さらに、この時代は、古くからのシルクロード（オアシスの道）の北に草原の道と呼ばれる新たな通商路が設けられており、その道もサライにつながっていた（**図7**）。

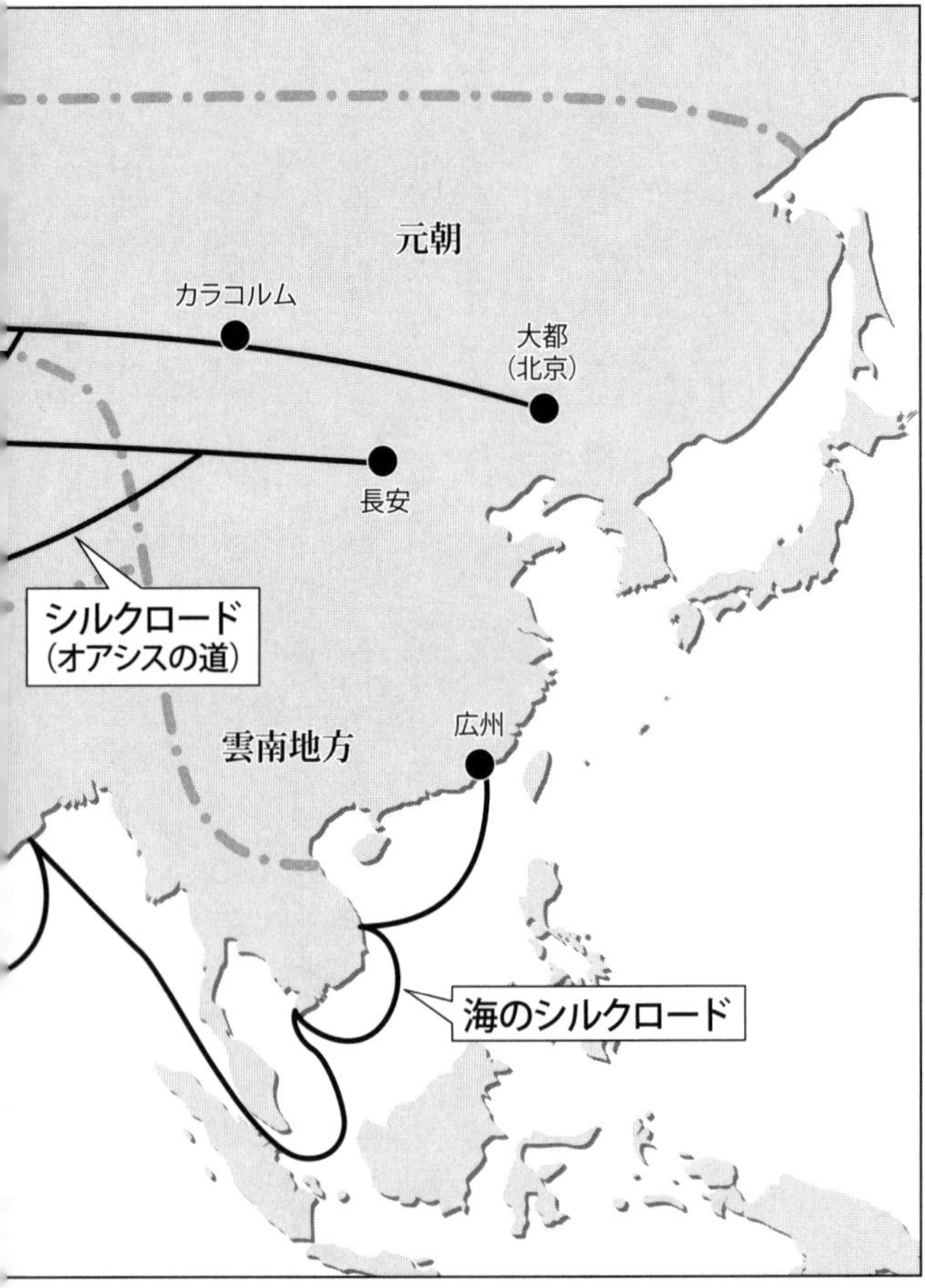
元朝
カラコルム
大都
（北京）
長安
シルクロード
（オアシスの道）
雲南地方
広州
海のシルクロード

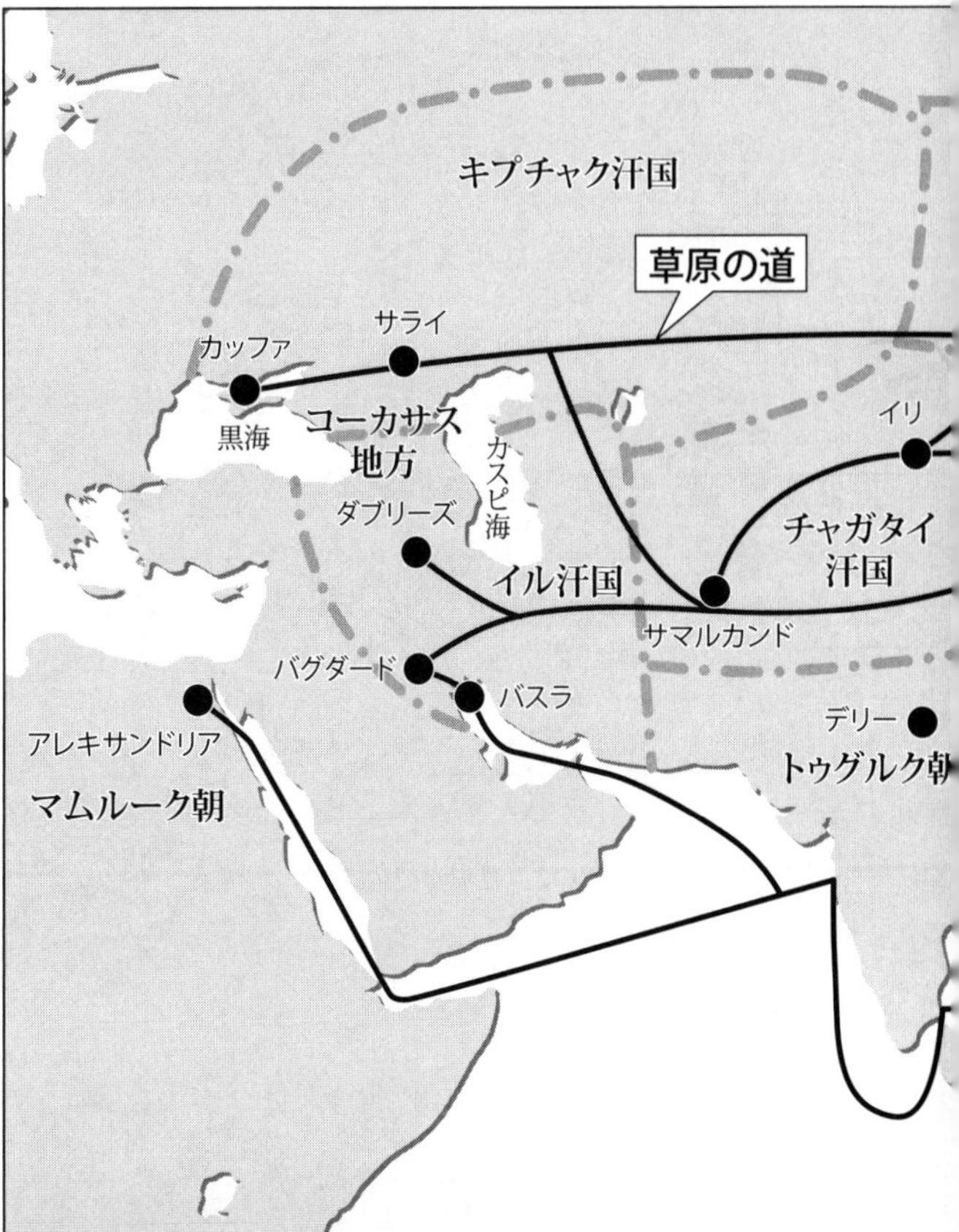

図7　14世紀の東西交通路

濱田篤郎作成

こうした東西を結ぶ道を介して、中央アジアで発生したペストがキプチャク汗国まで到達したという説が昔から提唱されてきた。現代でもペスト菌の巣は中央アジアに数多く分布しており、そこが震源地になり14世紀のペストが発生したと考えるのは説得力がある。しかし、中央アジアのどこの巣が震源地かを明らかにするのは、なかなか難しい。

そんな中、シカゴ大学のマクニールが注目したのは、この時代にチャガタイ汗国のイリでおきた疫病の流行だった。イリは現在のキルギスにあるイシク・クル湖周辺の町で、シルクロードの要衝であった。当時この町にはキリスト教の一分派（ネストリウス派）が集団で暮らしており、この集団の人びとが1338〜39年に多数亡くなっていることを、ロシアの考古学者が19世紀末に発見していた。その墓石には「疫病（Plague）で死亡した」と書かれているものが多かったのである。そこで、マクニールはこの墓に眠る人びとがペストで亡くなったと考え、イリで発生したペストがシルクロードを伝って、キプチャク汗国内に到達したという説を提唱した。

じつは、14世紀前半までイリ一帯はチャガタイ汗国の中心地であり、この町で疫病が流行してから国内が分裂し、衰退していったという記録も残っている。それがペストだったかどうかは不明であるが、1338～39年にイリで疫病が流行したことは確かなようだ。

マクニールはイリの流行がおきるまでの経路も推定しており、彼の説によれば、流行の震源地は中国南部の雲南地方にあったとしている。この地には元朝の軍隊が1250～70年代に侵入し、この時に兵士たちが、そこにあったペスト菌の巣に接したようだ。そして、ペスト菌を中国や中央アジアまで運び、それがイリに到達したというのである。

4　中国流行の痕跡

もし、マクニールの説が正しければ、雲南地方のペスト菌が中国の中心部に運ばれたことになり、この時代に中国を支配していた元朝でも、ペストの流行がおきていた可能性がある。

中国では歴代王朝でおきた疫病の流行がある程度記録されている。元朝でもその記録は残されているが、14世紀に入り国内が内乱状態だったことから、この時期に関しては大雑把なものしか残されていない。それでもイリで流行がおきた1338年以前を見ると、1331年には中国北部の河北で、34年には中国南部の浙江で疫病の流行があり、多くの人びとが亡くなっている。疫病の詳細は不明であるが、この時代は皇帝が相次いで病死しており、疫病により死亡した可能性もある。雲南地方から運ばれたペストが中国で流行していたとすれば、1331年や34年の疫病流行がそれに該当すると考えられるが、この1330年代の疫病流行は、規模からしてペストの流行にはあたらないとする意見も多い。

それよりも、この時期より少し後の1353〜54年に中国全土で疫病の大流行がおきている。この直前の1351年には元朝滅亡の契機となる紅巾《こうきん》の乱が勃発したため資料に乏しいが、全土で人口の半分近くを失うほどの大流行になった。この規模からすると、1353年の流行の方がペストの可能性は高いようだ。なお、この流行後の1368年に中国では元朝が滅亡し、明朝が建国されている。

このようにヨーロッパでペストが流行する1340年代前後に、中国でも大規模な疫病の流行が発生しており、これを中国でのペスト流行とする説はマクニール以外にもある。モンゴル帝国の成立により東西の交通が活性化していた時代だけに、ヨーロッパで発生した流行が中国を起源としていても、あるいは逆にヨーロッパの流行が中国に波及しても不思議はないのである。

この時代に中国でペストを疑う疫病の大流行がおきていたことは、人口統計の解析からも推測される。元朝が始まった1200年頃の中国の人口は、約1億2000万人だったと推定されている。これが次の明朝建国時には6500万人と半分に減少していた。これだけの人口減少を招くのは、元朝末期の戦乱もあるが、疫病流行の影響もあるだろう。ヨーロッパでペストが流行した時に見られた人類滅亡の危機が、中国でもおきていた可能性は十分にある。

5　マクニール説の概要

ここでマクニールの提唱する14世紀のペスト流行（第2回世界流行）の経路についてまとめておく。

彼は流行の震源地を中国南部の雲南地方と考えていた。19世紀に始まる第3回世界流行とほぼ同じ震源地である。19世紀の流行時は、清朝の軍隊がこの地域を蹂躙《じゅうりん》し、流行が中国南部に拡大していった。これは医学的にも証明されている。第2回流行については推論であるが、元朝の軍隊が13世紀中頃にこの地に侵入し、ペスト菌の巣に接したことが流行の発端になったとしている。この軍隊がペスト菌を中国の中央部に持ち込み、まずはそこで流行がおきる。これが中国の歴史書に記録された１３３０年代の疫病流行というのがマクニールの説である。

その後、ペスト菌は元朝の軍隊や商人などにより、モンゴル人の故郷である中央アジアに運ばれ、その地に新たなペスト菌の巣を形成した。やがて、ペスト菌はシルクロードの要衝である中央アジアのイリで、１３３８年に流行をおこす。ここまでのペスト菌の移動にはかなりの時間を要しているが、これはネズミとノミの間での流行サイクルが、感染したネズミや患者とともに少しずつ移動していったからだろう。

イリで流行がおきた後は、シルクロードや草原の道を介してキプチャク汗国の首都サライに達する。この結果、１３４６年頃までには、黒海沿岸のカッファなどにペストが到達したという説である。

このように、マクニールの説は中国起源のペスト菌がシルクロードなどを経由してヨーロッパに到達したというものだった。このルートの中で、イリでの流行は考古学的調査などである程度確認されているが、それ以外については信頼できる文献がない。そうではあっても、マクニール説は14世紀のペストの流行経路を推測する有力な説だった。

6 東西の交通は盛んではなかった？

ところが、2011年にニューヨーク市立大学のサスマン博士が新説を発表した。この説は1977年に米国のブリティッシュ・コロンビア大学のノリス博士が報告した論文を土台にしたもので、14世紀のペストは黒海近辺から発生したという内容である。

この第一の理由として、黒海沿岸より東で14世紀前半にペストの流行を記載した文献がないことをあげている。中国では1331年や34年に疫病が流行した記録はあるが、それがペストであるという証拠はない。マクニールが14世紀のペスト流行の震源地と想定する中国の雲南地方も、18世紀末に初めて流行が確認されているが、それ以前の流行を記載した文献は見つかっていない。

そして、14世紀のペストが中国起源ではないとする、もう一つの大きな理由が、当時の東西を結ぶ交通事情だった。この当時はモンゴル帝国がユーラシア大陸を支配していたため、シルクロードを利用した東西の交通が盛んだったと考える人も多いが、14世紀は東西の交通路があまり機能していなかったようだ。

チンギス・ハンが13世紀初頭にモンゴル帝国を建国してから半世紀間は、交通路が整備され、東西の行き来が盛んに行われていた。たとえば、ローマ法王の使者としてモンゴル帝国に派遣されたカルピニ（1182〜1252年）は、1245年4月にフランスのリヨンを出発し、1246年夏にキプチャク汗国のサライ周辺に到着した。ここから先はモンゴル帝国の領土内になる。彼はそこから1カ月ほどでアジアを横断し、北アジアのカラコルムにあるモンゴル皇帝の本営を訪問している。

しかし、1260年にフビライが大ハーンに即位してからは状況が一変する。フビライは元朝を建国することで同国の繁栄に力を注ぐが、チャガタイ汗国、イル汗国、キプチャク汗国と反目する状況に陥っていく。このため、モンゴル帝国は分裂の気配を帯び、13世紀後半には東西の交通路が滞るようになった。

この時代に、マルコ・ポーロがベネチアから元朝の大都に向かっている。彼は1271年にベネチアを出発し、大都に到着したのは3年後の1274年だった。この旅の途中で、彼は1年ほど病に伏せっていたこともあるが、カルピニの時代に比べて、いかに東西を結ぶ交通路が不便になっていたかが分かるだろう。

その後、14世紀初頭には各国が融和政策をとることで、再び東西の交通路も安定してくるが、それも長くは続かなかった。1320年代には各国に内紛がおこるとともに、キプチャク汗国がイル汗国やチャガタイ汗国への侵入を繰り返すようになり、シルクロードによる東西の移動は困難になっていた。この時代にペストが中国で発生していても、それが黒海沿岸まで到達するのは難しかったようだ。

では、中央アジアのイリで1338年におきた疫病の流行はどのように考えるか。ノリスとサスマンは、イリの流行がペストの可能性もあるが、その規模は小さく、それが14世紀のヨーロッパで大流行したペストの起源とは考えにくいとの見解を示している。また、イリから黒海沿岸までの流行を記録する文献がないことも理由にあげている。

なお、14世紀に入って東西の移動が低調になったのは、古くからのシルクロード（オアシスの道）に限るものであり、北方の草原の道やインド洋を介する海路による移動は活発だったとの意見も多い。海路は海のシルクロードと呼ばれており、14世紀にはそれを用いることで、中国南部、インド、ペルシャ湾、紅海を結ぶ交易や文化交流が盛んに行われていた。モロッコのイブン・バットゥータも、中国からの帰路には海のシルクロードを用いて、短期間でペルシャ湾岸まで戻っている。こうした状況から、14世紀前半に東西の交通が盛んではなかったというのは、一概にはいえないのである。

7 コーカサス地方から発生したという説

それでは、ノリスとサスマンは14世紀のペストがどこから発生したと考えているのか。彼らは14世紀のペストの流行が、黒海に近いコーカサス地方から発生したという説を提唱している。

コーカサス地方とは黒海とカスピ海に挟まれた地域で、現在はロシア、ジョージア、アゼルバイジャン、アルメニアなどの国々がある。14世紀にはキプチャク汗国とイル汗国の境界地帯だったため、両国が領土紛争を繰り返していた。この地域には現在もペスト菌の巣があり、それが14世紀頃から存在していた可能性が高い。ここに侵入したキプチャク汗国の軍隊が、ペスト菌を自国内に持ち帰ったのではないかというのである。

コーカサス地方にはペストにまつわる故事が多い。ロシア領内のダルガウスという町は

「死者の町」とも呼ばれており、ペストが流行した時に、患者を生きながら葬ったとする墓地が現存している。また、黒海沿岸にグルジア（現ジョージア）という国がある。この国は13世紀にモンゴル軍の侵略を受け、イル汗国の領土となっていたが、14世紀に入り独立の機運が高まっていた。しかし１３３６年に首都のトビリシでペストが流行したために、独立運動が頓挫したことが記録に残されている。このグルジアでのペストの流行も、コーカサス地方のペスト菌の巣から発生したものと考えられている。また、トビリシはキプチャク汗国の隣に位置しており、この町での１３３６年の流行が、同国に波及した可能性もある。

第2章でキプチャク汗国からジェノバやベネチアへの輸出品として、コーカサス地方出身の奴隷が多かったことを紹介したが、この点からもコーカサス地方とキプチャク汗国の関係は強かったようだ。このようにコーカサス地方からキプチャク汗国に拡大したペストの流行が、カッファなど黒海沿岸の交易都市におよんだ、とするのがノリスとサスマンの説である。

では、キプチャク汗国内ではヨーロッパのような大流行がおこらなかったのか。この国の歴史に関する資料が少ないため、そのような記録は見つかっていないが、おそらくサライなどの都市部では流行がおきていた可能性が高い。しかし、それが全土に波及するほどの大流行にはならなかったようだ。

その理由は、キプチャク汗国内でのペスト菌の感染力や毒性が、ヨーロッパで流行した時のように強くなかったためではないだろうか。カッファなど黒海沿岸の町からコンスタンチノープルまでの流行拡大に時間がかかったのと同様に、キプチャク汗国内でも流行がゆっくり拡大したものと考える。

さらにもう一つ考えられるのが、キプチャク汗国内の住民がペストの流行をすでに経験していた可能性である。同国はペスト菌の巣のあるコーカサス地方に隣接していただけに、14世紀以前にも何回かペストの流行に晒《さら》されていたと考えられる。こういう状況であれば、住民はペスト菌に対してある程度の免疫を持っており、壊滅的な被害は免れることができたと思われる。

8　遺伝子研究による新説

以上紹介してきたように、ペストがキプチャク汗国で流行するまでの経路としては、マクニールが提唱するように中国の雲南地方から中央アジアを経由したという説と、ノリスやサスマンの提唱するキプチャク汗国の隣のコーカサス地方で発生したとする説が並立している。いずれも歴史的な検討に基づいているが、最近は医学的な解析も行われるようになった。

これは第1回と第2回の世界流行時に埋葬された遺体からペスト菌の遺伝子を抽出し、それを現代のペスト菌（第3回流行後のペスト菌）と比較研究したものだ。その結果、すべてのペスト菌の遺伝子構造は基本的に同じであることが判明した。第2回の世界流行（14世紀の流行）のペスト菌が現代のそれと同一であることは、すでに紹介したとおりである。第1回の流行時（6世紀）のペスト菌も遺伝子構造はよく似ていたが、第2回と第3回に比べて遺伝子構造にやや異なる部分もあった。

さらに、その後の遺伝子研究によれば、第1回の流行をおこしたペスト菌はアジアを起源としており、第1回の流行後にその子孫は途絶えていた。そして第2回の流行、すなわち14世紀の流行の原因になったペスト菌は、遺伝子の系統から解析すると中国や中央アジ

図8　遺伝子研究によるペスト世界流行の流れ

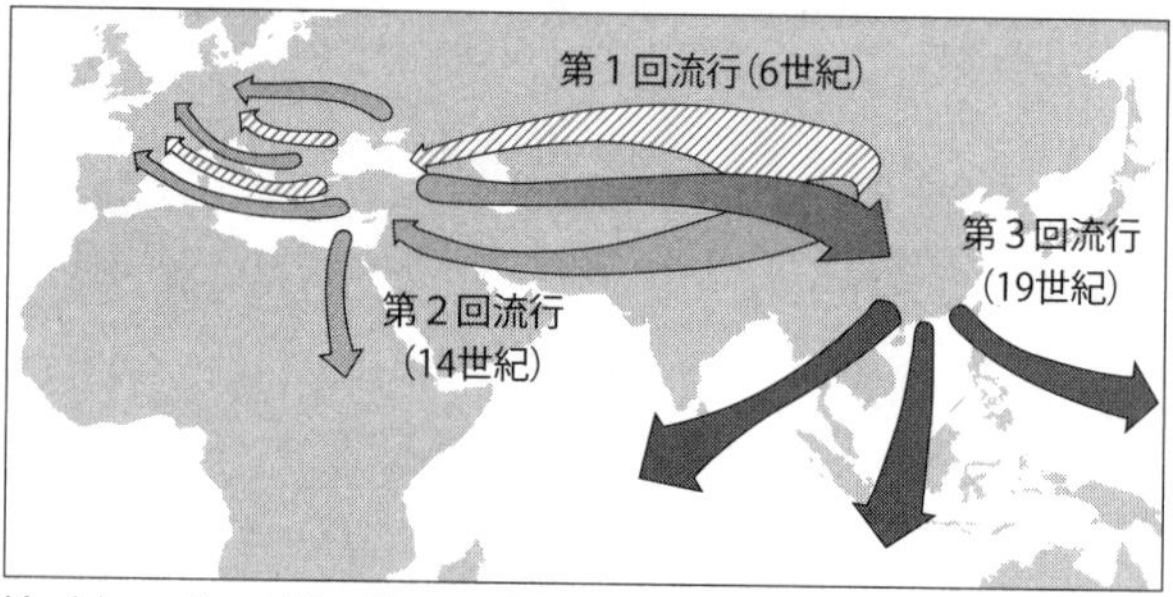

Yersinia pestis and the Plague of Justinian 541-543 AD:a genomic analysis,

ア由来である、との結論になった。また、この第2回の流行をおこしたペスト菌は、その後、ヨーロッパからアジアに戻り、それが第3回世界流行の原因になった可能性が高いというのである。この第2回流行のペスト菌は、アフリカ大陸にも波及し、その後のアフリカ中央部におけるペスト菌の巣になったと考えられている（**図8**）。

こうした遺伝子研究の結果を中心に考えれば、14世紀のペスト流行は中国や中央アジア起源とするのが妥当なようだ。これは、マクニール説に近いものといえるだろう。また、第2回流行後にペスト菌がアジアに戻り、それが第3回世界流行の原因になったというのは、中国の雲南地方にペスト菌の巣が作られたのが第2回流行後であることを示唆している。この点からは、マクニール説にある、モンゴル軍が13世紀に雲南地方に侵攻したことで第2回の流行がおきたとする考えは否定的となる。

古いペスト菌の遺伝子研究は、現在も続けられており、今後、さらに新たな知見が生まれてくることだろう。

9　14世紀のペストはどこで発生したのか

本章では14世紀のペストの震源地について歴史的な面と医学的な面から検討してきたが、ここで筆者の考えをまとめておく。

まず、ヨーロッパでのペスト流行は、カッファなど黒海沿岸のイタリアの交易都市から海路を経て波及したことは明らかである。さらに、黒海沿岸の町には、その背後にあるキプチャク汗国からの流行がおよんだとする点にも異論はないだろう。問題はキプチャク汗国の流行がどこから来たかという点である。

歴史的な面からはノリスやサスマンの説のように、キプチャク汗国がコーカサス地方に侵攻した際に、その地にあったペスト菌の巣に接して、自国に持ち帰ったとするのが合理的な考えである。しかし、遺伝子研究による結果からは、マクニールの説のように中国や中央アジアから運ばれてきたとする方が妥当なようだ。しかし、遺伝子研究の結果は中国や中央アジアという広大な地域を指しており、さらなる研究結果が待たれる。

筆者は14世紀のペストが、現在も中央アジア一帯に存在するペスト菌の巣のどこかで発生したと考えている。この範囲内で唯一、14世紀の流行が明らかになっているのは、1338年にチャガタイ汗国のイリでおきた流行である。これがペストであるとする医学的な証拠は今のところないが、もしペストであった場合、14世紀の流行の震源地に近い場所で発生したものと考える。ただし、マクニール説のように、遠方の中国からイリまで流行が波及したという考えには違和感がある。

イリの位置する現在のキルギス付近にも、ペスト菌の巣は今もなお存在しており、そこから流行が拡大しても不思議はない。最近でもキルギスではペスト患者の発生が確認されている。また、チャガタイ汗国は14世紀初頭にインド北部への侵入を繰り返しており、この時にその地にあるペスト菌の巣に接し、イリでの流行につながった可能性もある。なお、このインド起源説は、当時のインドにペスト流行を示す記録がないことから、ノリスとサスマンは否定している。

また、彼らは、たとえイリでの流行がペストだったとしても、当時のシルクロードなど東西交通路の事情から、それがキプチャク汗国まで波及するのは困難だったとの見解を示している。しかし、本書にも何回か登場しているモロッコのイブン・バットゥータは、1333年にキプチャク汗国のサライからチャガタイ汗国を経て、インドのデリーまでを3～4カ月で踏破していた。この時、彼はイリを訪れていないが、チャガタイ汗国の主要都市のサマルカンドを訪問し、この町の繁栄に驚嘆している。イブン・バットゥータの記載を信ずるのなら、それから5年後にイリでペストが発生した場合、その流行がキプチャク汗国まで波及することは難しくなかっただろう。

以上から、筆者は14世紀のペスト流行の震源地を、現在のキルギスにあるイリ周辺と考える。

10　14世紀のペストは中国に波及したのか

ペストの発生場所にも関係するが、14世紀に中国でもペストが流行したか否かの問題も重要である。

先に述べたように人口統計を見ると、元朝初期から明朝初期の間で人口が半分に減っていることから、元朝の治世中にペストの流行が発生したことは十分に考えられる。その流行時期に関しては、中国の歴史書によれば、1331年には河北、1334年には浙江で疫病が流行したとの記録があることを紹介した。もし、中国が14世紀のペスト流行の震源地であれば、これが最初の流行の可能性はあるが、筆者はその流行規模からペスト以外の感染症の流行だったと考える。

むしろ注目すべきは1353～54年におきた疫病の流行である。これは全土で人口が半減するほどの流行になったと記録されており、ペストの流行であった可能性が高い。ノリスとサスマンもその可能性を認めている。さらに、遺伝子解析の結果でも第2回流行後にペスト菌がアジアに戻ったことが示唆されており、ヨーロッパで1340年代に流行した後に、ペスト菌が中国に持ち込まれ、1353～54年に大流行をおこしたのではないだろうか。

ノリスとサスマンは、1353～54年の中国での流行が北部から拡大していることから、マクニールの述べる雲南地方からの波及ではなく、北方からの侵入を考えている。この当時、キプチャク汗国の首都サライは国際商業都市であったことを紹介したが、とくに毛皮貿易の拠点として、ヨーロッパの製品をカスピ海の北岸からバルハシ湖沿岸を通る草原の道で、中国まで運んでいた。草原の道は14世紀になっても、人の往来が比較的盛んだったようだ。このルートによりペスト菌は中国の北方から侵入した可能性がある。そして、1353〜54年の中国での流行の結果、それが雲南地方にペスト菌の巣を作り、第3回世界流行の震源地になったのではないだろうか。

11　インドへの波及は

では、インドへはペストの流行が波及したのか。14世紀前半のインドは、イスラム系のトゥグルク朝が支配しており、その版図は北インドを中心に南部のデカン高原にも達していた。このトゥグルク朝の記録を見ても、14世紀にペストが流行したという記載はまったくない。

当時のトゥグルク朝はイスラム諸国の外国人を数多く官吏に採用し、行政システムの充実に努めていた。イブン・バッータもこの王朝の官吏に採用され、1333年から8年をデリーで過ごしている。つまり1338年にイリで疫病の流行がおきた時も、彼はデリーに滞在していたが、インド国内で疫病が流行したという記録を残していない。

トゥグルク朝は外国人の官吏を多数採用していただけに、中東のイスラム諸国とは交易が盛んで、とくにエジプトのマムルーク朝とは親密だった。この交易路としては海路を使うことが多かったが、イブン・バッータがインドに到着した時のように、中央アジアから陸路を使うことも少なくなかった。このように14世紀前半のトゥグルク朝は中央アジアや中東諸国との交流が盛んで、国内にペスト菌が持ち込まれる確率が高かったにもかかわらず、この時代にペストの流行はおきていなかったようだ。

サスマンは、インドがヒマラヤ山脈などで中央アジアから隔絶されていたことを、14世紀にペストの流行がおきなかった理由の一つにあげている。しかし、当時、トゥグルク朝が周辺諸国と活発に交流していたことを考えると、地理的な要因だけでは説明できない。

マクニールは14世紀にインドでペストの流行が発生しなかった要因として、住民がこの病気への抵抗力を持っていたためと推測している。彼はインドでペストが古くから常在していたとの立場をとっており、住民がこの病気を回避する知識を持っていた可能性があるという。たとえば、ペスト菌の巣の近くではネズミなどの齧歯類に接しないといった知識である。

それでは、なぜ19世紀末の第3回世界流行の際に、インドで1000万人にもおよぶ死者が出たのだろうか。この時代になるとインドは英国の植民地になっており、住民の生活慣習が変化したためかもしれない。

第5章

甚大な被害はなぜおきたのか

1　感染力も毒性も強い病原体の登場

14世紀のペストの流行は、ヨーロッパで3500万人、中東で2000万人が死亡するという大きな被害を出したばかりでなく、第4章で述べたように中国でも人口が半減するほどの被害を生じたようだ。全世界では7000万人以上が死亡したと推測されており、これは当時の人口の3分の1の数になる。本章では、ペストの流行がこれほどまでに甚大な被害を生じた要因について検討してみたい。

現代のペスト菌は、毒性はある程度強いが、感染力は弱い病原体である。腺ペストでも抗菌薬で適切な治療が行われないと、致死率は30〜60%、肺ペストなら60%以上に達する。一方で、感染には本来の宿主であるネズミと媒介昆虫であるノミを必要とするため、感染力は弱い部類に入る。ペストの感染で例外的なのが、患者が肺ペストをおこした場合で、患者の咳やクシャミにより排泄《はいせつ》されたペスト菌が飛沫感染により人から人に拡大する。この状態は強い感染力といえるが、ペスト菌が飛沫感染で持続的に拡大することは現代ではほとんどない。

ところが、14世紀にヨーロッパで流行したペスト菌は、毒性だけでなく感染力も強かった。第3章で説明したように、感染力と毒性の両方が強い病原体は理論的に存在しないにもかかわらず、14世紀の流行時にはその状況がおきてしまったのだ。

14世紀の毒性に関しては、当時の患者の遺体から採取されたペスト菌の遺伝子構造から推定して、現代のペスト菌のそれとほぼ同一だったと考えられている。ただし致死率は、現代の腺ペストが抗菌薬治療のない場合に30〜60%であるのに比べると、14世紀のペストはもっと高かった可能性がある。当時、腺ペストで救命できたケースもあったが、半分が助かるほど多くはなかったようだ。また肺ペストでは致死率が100%近くになったと考えられる。これは、第3章で述べたように、当時の人びとの栄養状態や免疫状態など宿主側の因子に影響された可能性がある。毒性は病原体側が決めるだけでなく、宿主の免疫や、環境要因にも影響される。たとえば、抗がん剤治療などで宿主の免疫が低下していれば、通常は人に病気をおこさない緑膿《りょくのう》菌も致死的な感染症をおこす。これと同様な状況が14世紀のペストの流行時にもおきたために、毒性そのものは14世紀と現代で同様でも、致死率が高くなったのだろう。

ところで、今回の新型コロナウイルスについても毒性の増強がおきている。本来の致死率は約2％と考えられているが、これが状況によってはもっと高くなる。その一つの原因が14世紀のペストと同様に宿主側の問題である。感染者が高齢であったり、心臓の病気や高血圧などの慢性疾患があったりすると致死率が高くなる。さらに、もう一つの原因は提供される医療体制である。患者の多発で医療崩壊という状況が加わると、致死率が10％以上まで高くなる。これは14世紀のペスト流行時にはなかった原因である。

14世紀のペスト菌の感染力については、現代のペスト菌よりも明らかに強かった。ヨーロッパ上陸後の感染経路には、「患者と会話しただけで感染した」、「患者の息を吸っただけで感染した」などの記載が多く見られる。ヨーロッパ上陸後に拡大するスピードも、それ以前に比べて格段に速くなっている。これは、肺ペストで人から人への飛沫感染がおきていたことを推測させるが、そういう状況が持続するとは考えにくい。なぜなら、肺ペストの患者は発病して24時間以内に死亡することが多く、周囲に飛沫感染をおこす前に亡くなってしまうからである。

また、当時の患者の症状も、肺ペストのように発病して24時間以内に死亡するのではなく、多くは腺ペストの症状で数日は生きていたようだ。こうした状況から、腺ペストが人から人に感染をおこす特殊な経路があったと考えるのが合理的である。この経路を明らかにするために、当時の社会状況や気候環境などの影響を検討してみよう。

2　14世紀の社会状況の影響

ヨーロッパの中世はローマ帝国が崩壊する5世紀頃から始まる。この後の10世紀頃までの中世前期は、ゲルマン民族やノルマン人、マジャール人、イスラム勢力など異民族の侵入が相次ぎ、ヨーロッパ各地は小領主が自分の土地の守りを固めるとともに、それぞれが孤立状態で生活していた。

やがて11世紀になると中世後期が始まるが、この時期には異民族の侵入が止まり、各国に安定した時代が訪れる。国王の力が強まり中央集権化が進むとともに、都市が発展し商人の活躍する場となる。また、人口が増加したことにより、ヨーロッパ各地では大規模な土地開発の時代を迎える。西欧では町の周囲に農地が広がり、東欧ではドイツによる東方植民が進んだ。さらにヨーロッパ内の交通網も整備され、早飛脚《はやびきゃく》なら1日で30キロは移動することが可能になった。中世というと閉鎖的な社会を思い浮かべるが、14世紀には商人や旅人の移動が、かなり広範囲に行われていた。

また、11世紀以降はイスラム勢力が一時よりも衰退し、ヨーロッパ勢力がその失地を回復する時代である。この動きとして一番大きかったのが、12〜13世紀に行われた十字軍の中東への遠征だった。この遠征時の海運をイタリアのベネチアやジェノバなどの都市が担当し、それまでイスラム勢力に独占されていた地中海航路がヨーロッパ側に取り戻される。また、東洋からの貿易を独占していたエジプトやシリアが衰退し、14世紀までには黒海航路を介するルートが東洋貿易の主流になっていた。この経路に沿って14世紀のペストはヨーロッパに侵入したわけである。

イスラム勢力はイベリア半島でも衰退し、アラゴン王国やカスティーリャ王国などキリスト教徒側の支配地域が拡大する。とくに13世紀末に、地中海の大西洋への出口であるジブラルタル付近からイスラム勢力が撤退すると、地中海航路が北海やバルト海の航路と結ばれ、ヨーロッパを取り巻く海運が大きく発展していった。

このように14世紀にペストが流行する直前のヨーロッパ社会は、各地で土地開発が進むとともに、陸路ならびに海路が発達し、人の移動が盛んに行われていた。とりわけ、1337年からはフランスを舞台に百年戦争が勃発しており、陸路も海路も軍隊の移動が盛んだった。そんな社会状況下でペストの流行が発生したわけだが、流行の拡大スピードを速めた要因の一つに、こうしたヨーロッパ内での交通路の発達をあげることができる。

3　患者の抵抗力・免疫力の影響

14世紀のペスト菌の毒性が現代よりも強かった要因としては、先にも述べたように患者の抵抗力の低下がある。これには2つの原因が考えられる。

まずは飢饉《ききん》によるヨーロッパ住民の全体的な免疫力の低下である。

これには、14世紀初頭から地球全体でおきた気候変動の影響が考えられている。ヨーロッパでの樹木の年輪調査などによれば、この時期に小氷河期といえる状況がおきていたようだ。この影響でヨーロッパでは1315年頃から長期の大雨や冷夏が続き、毎年農作物の収穫が低下していた。当時の記録を見ても、ヨーロッパ各地では1322年頃まで飢饉が多発し、餓死する者も少なくなかった。この時代の気候変動は中国でもおきており、1

320~30年にかけて洪水や旱魃《かんばつ》で飢饉の発生が大変多くなっている。

こうした気候変動により飢饉がおこると、住民は栄養状態の悪化で免疫機能が低下する。そんな状況下にペストが流行すれば、ペスト菌に感染した者は、通常よりも強い症状をおこすことが十分に考えられる。

そして、もう一つ、患者の抵抗力低下の原因として考えられるのは、当時のヨーロッパの人びとが、ペスト菌への免疫力を欠如していた点である。

ヨーロッパでは6世紀に第1回のペストの世界流行が発生している。この流行は8世紀中頃まで続いたが、それ以降、ヨーロッパでの流行はおきていない。それからというもの、ヨーロッパの人びとはペスト菌にまったく接しておらず、そのためにペスト菌への免疫力が低下していた可能性が高い。そんな中、ヨーロッパに約600年ぶりにペスト菌が侵入したために、毒性が強くなったのではないだろうか。

8世紀以降にヨーロッパからペストの流行が消えた原因については明らかではない。この時代には北方からノルマン人、東方からマジャール人、南方からイスラム勢力が侵入し、ヨーロッパは孤立を余儀なくされた時代であった。こうした社会状況が影響している可能性もある。

ところで、14世紀のペストの流行は中東や北アフリカにも波及したが、それほど長期にわたる被害を生じなかった。これはイブン・バッータの記録にも記載されている。この理由として、中東や北アフリカでは第1回世界流行が発生した後も、断続的にペストの流行が発生しており、住民にペスト菌の免疫が残っていた可能性が考えられる。

特定の感染症に対する免疫力の欠如により大流行がおきた事例として、16世紀に新大陸のアステカ帝国でおきた天然痘の大流行がある。この時代までにヨーロッパでは天然痘が日常的に起こる病気として、多くの住民が免疫力を持っていたので、感染しても軽い症状ですんでいた。ところが、新大陸のインディオは、これまでに天然痘の流行を経験したことがなく、まったく免疫を持っていなかった。このために、ヨーロッパ人が天然痘を持ち込むと、流行は瞬く間にアステカ全土に拡大し、インディオの半数以上が死亡する事態になった。これに近い状況が、14世紀にペストがヨーロッパに侵入した時点で起きた可能性がある。

4　衛生状態の影響

14世紀のペストの感染力が強かった要因としては、当時の衛生状態の悪化をあげることができる。

中世ヨーロッパの都市は異民族の侵入を経て建設されており、町自体が外敵の侵入を阻止するため城壁の中にあることが多かった。この狭い敷地の中には領主の居館だけでなく、臣下の屋敷や市民の商店や住宅も林立していたわけである。また、豚やヤギといった家畜も城壁内で飼われていることが多かった。

町の道路はこうした家畜の糞尿だらけになっていた。また、便所を備えている家は稀で、人の糞尿も川に排泄するか、家畜同様、道路に廃棄するといった処理法がとられていた。町の中はかなりの臭気に包まれていたはずである。こうした不潔な環境であれば、赤痢や腸チフスなどの消化器感染症がしばしば流行していたと考えられる。

また、中世ヨーロッパはキリスト教を中心とした社会であり、その忠実な信仰者は清潔ということにある意味で無頓着な生活を送っていた。古代ローマ時代には風呂で体を洗うことが日常的に行われていたが、中世になると体を洗うことは退廃的ととられることが多かった。このため、中世の聖職者の中には入浴を拒否するだけでなく、服を着替えることすらしない者もいた。

たとえば12世紀にイングランドのカンタベリー大司教だったトーマス・ベケットが、1170年に暗殺された時のことである。彼の遺体を検視するため裸にすると、全身がシラミに覆われていたという。また、ボッカチオの『デカメロン』に出てくる話で、ある修道士が「今日は長いことしていなかったことをする」と宣言する。それは服を脱ぐという行為だった。こうした行為は聖職者だけでなく、一般の人びとも同様だったようだ。たとえば、ペスト流行時にイギリス国王だったエドワード3世は、1カ月に1回しか入浴しなかったと記録されている。

そして、不潔な生活が日常的になることにより、人の皮膚に寄生するシラミやノミが当時は非常に多かったと考えられる。こうした皮膚に寄生する害虫は、吸血して痒《かゆ》みをおこすだけでなく、感染症も媒介した。

このように14世紀のペストが流行する時代には、ヨーロッパで都市部の衛生環境の悪化が進行するとともに、体を不潔にすることが日常的になったため、ペストをはじめとする感染症の流行がおこりやすい環境にあった。そして、体を不潔にすることがペストの感染力の増加に深く関係していた可能性がある。その理由を次に説明しよう。

5　媒介昆虫の変化

第3章ではペストがヨーロッパに上陸してからの流行状況と、現代のペストの流行状況を比較し、大きな相違点をいくつか指摘した。

その中でもとくに重要なのが、14世紀の流行ではネズミの大量死があまり記録されていない点である。ペストの流行に際しては、ネズミとノミの間でペスト菌をやり取りする途中で、人がノミに刺されて感染がおこる。このため、通常は最初にネズミの大量死がおきてから、その後で人の流行がおきていた。これは現代のペストに限らず、古くからペストが流行する際に見られていた現象である。ところが、14世紀のペストの流行にあたっては、ヨーロッパ上陸後にネズミの大量死がほとんど記録されていない。すなわち、ネズミが流行に関与していなかったことを意味している。

肺ペストの発生が持続的におこれば、ネズミの存在なく流行は拡大しうる。しかし、先に紹介したように、当時の患者の症状から肺ペストが多発していたとは考えられない。

それでは肺ペスト以外に、ペスト菌が人から人に感染する方法としては、どのような経路があるのだろうか。この疑問に答える画期的な説が最近、提唱されている。それは、14世紀のヨーロッパでのペスト流行が、ノミだけでなくシラミも媒介したという説である。

シラミは人を吸血することを専門とする昆虫である。もし、シラミの体内でペスト菌が増殖できるなら、流行を拡大させるためには最も効率の良い媒介昆虫になるだろう。

ノミの中ではネズミノミがペスト菌の媒介には最も適している。ネズミノミがペストに感染したネズミを吸血すると、胃の中で約2週間かけてペスト菌が増殖する。このノミが次にネズミや人を吸血する際に、胃の中のペスト菌を注入するのである。ヒトノミも患者を吸血すれば胃の中でペスト菌を増やすことができるが、その効率はネズミノミに比べて低い。このため、ノミがペスト菌を媒介する限り、ネズミから人に感染を波及させることはあるが、人から人に波及させることは少なかった。

6　シラミという不潔を好む悪魔

では、シラミはどうだろうか。シラミにはアタマジラミやケジラミなどいくつかの種類がいるが、コロモジラミという種類は発疹《はっしん》チフス、回帰熱、塹壕熱《ざんごうねつ》などの感染症を媒介することが知られている。

コロモジラミは不潔な肌着に寄生し、吸血時に人の皮膚に移動してくる。このシラミが媒介する発疹チフスはリケッチアという病原体によりおこる。シラミが発疹チフスの患者を吸血すると腸内でリケッチアが増殖し、シラミが次に吸血した時、刺し口付近に病原体を含む便を排泄する。その部分が痒くなるので、そこを掻《か》きむしると、皮膚の中に病原体がすり込まれて感染がおこる。発疹チフスは発熱、発疹、頭痛、意識障害などの症状をおこし、抗菌薬を使用しないと1割以上が死亡する病気である。

発疹チフスの患者数は最近少なくなったが、かつては衛生状態の悪化する環境で大流行を繰り返してきた。たとえば、1812年にナポレオンがロシア遠征に失敗し、フランスに帰還する際に敗残兵の間で大流行がおきた。また、ロシア革命の最中にも流行がおこり、

2500万人が発病し250万人が死亡したという。さらに、第二次大戦中のドイツのユダヤ人収容所でも発疹チフスは大流行し、ベルゲンベルゼンの収容所では2万人近くのユダヤ人が死亡したと記録されている。この中には『アンネの日記』の主人公であるアンネ・フランクもいた。当時の収容所には定員を大幅に上回るユダヤ人が押し込められ、入浴はもちろんのこと、トイレを使用することもできず、糞尿をズボンの中にすることも多かったという。

こうした不潔な環境の中、コロモジラミが汚染された衣服の中で増殖し、人を吸血する。シラミが吸血した人の中に発疹チフスの患者がいれば、その病気は瞬く間にシラミを介して集団内に拡大した。

このように、シラミが感染症を媒介する場合、発疹チフスに限らず、患者から直接、周囲の人に感染を拡大させることができた。

では、ペスト菌もシラミを介して媒介されるのだろうか。じつは最近、それを証明する研究結果がいくつも見つかっている。まず、2006年にフランスの微生物学者がウサギを用いた実験で、ペスト菌がコロモジラミにより媒介されることを明らかにした。また、

2000年代にマダガスカルやコンゴでおきたペスト流行の際に、シラミの体内からペスト菌が分離されており、この流行にシラミが関与していたことが明らかになっている。こうした事実から、シラミがペスト菌を媒介することはほぼ間違いないようだ。

さらに、14世紀にペストで亡くなった患者の遺体からも、ペスト菌とともに、シラミしか媒介しないバルトネラという細菌の遺伝子が検出されている。これは、当時のシラミがペスト菌を媒介した間接的な証拠になる。また、14世紀の流行を数理学的に解析した研究でも、シラミによる人から人への感染拡大が、最も可能性が高いという結果が報告されている。

ボッカチオの『デカメロン』にも、ペストの伝播がシラミによることを示唆する記載がある。それはペストが「患者の使用した衣類にふれてもかかる」という文章だ。ペスト菌がノミに媒介されていれば、このような感染はおこらないが、シラミが媒介するなら十分におこりえる。コロモジラミはその名のように衣類を主な寄生場所とすることから、患者が着ていた服であっても感染性を持つのである。

7　シラミが大量繁殖する環境

このように、ヨーロッパに上陸してからペストの感染力が増した一番の原因は、ペスト菌がシラミにより人から人に直接感染したためと考える（図9）。そして、当時のヨーロッパには、それを可能にするほどにシラミが繁殖しやすい環境があった。すなわち、都市の衛生状態の悪化と、人びとの不潔な身なりである。

先にも紹介したが、カンタベリー大司教のトーマス・ベケットが1170年に暗殺された時、遺体がシラミに覆われていたことを思い出していただきたい。当時の人びと、とりわけ聖職者は、入浴や服を着替えることを極端に避けていた。たとえ入浴しても、服は着替えないことも多かったという。こうした状況にあれば、汚れた肌着などに大量のシラミが繁殖していても不思議はないのである。こうした環境の中に持ち込まれたペスト菌が、シラミを介して人から人に急速に拡大していったのだろう。

ヨーロッパに上陸してからのペストの流行は、冬になってもスピードを緩めなかった。ノミは夏に繁殖するため、ノミだけが媒介するならば、冬には流行スピードが低下するは

図9　ペストの感染経路（14世紀の流行時）

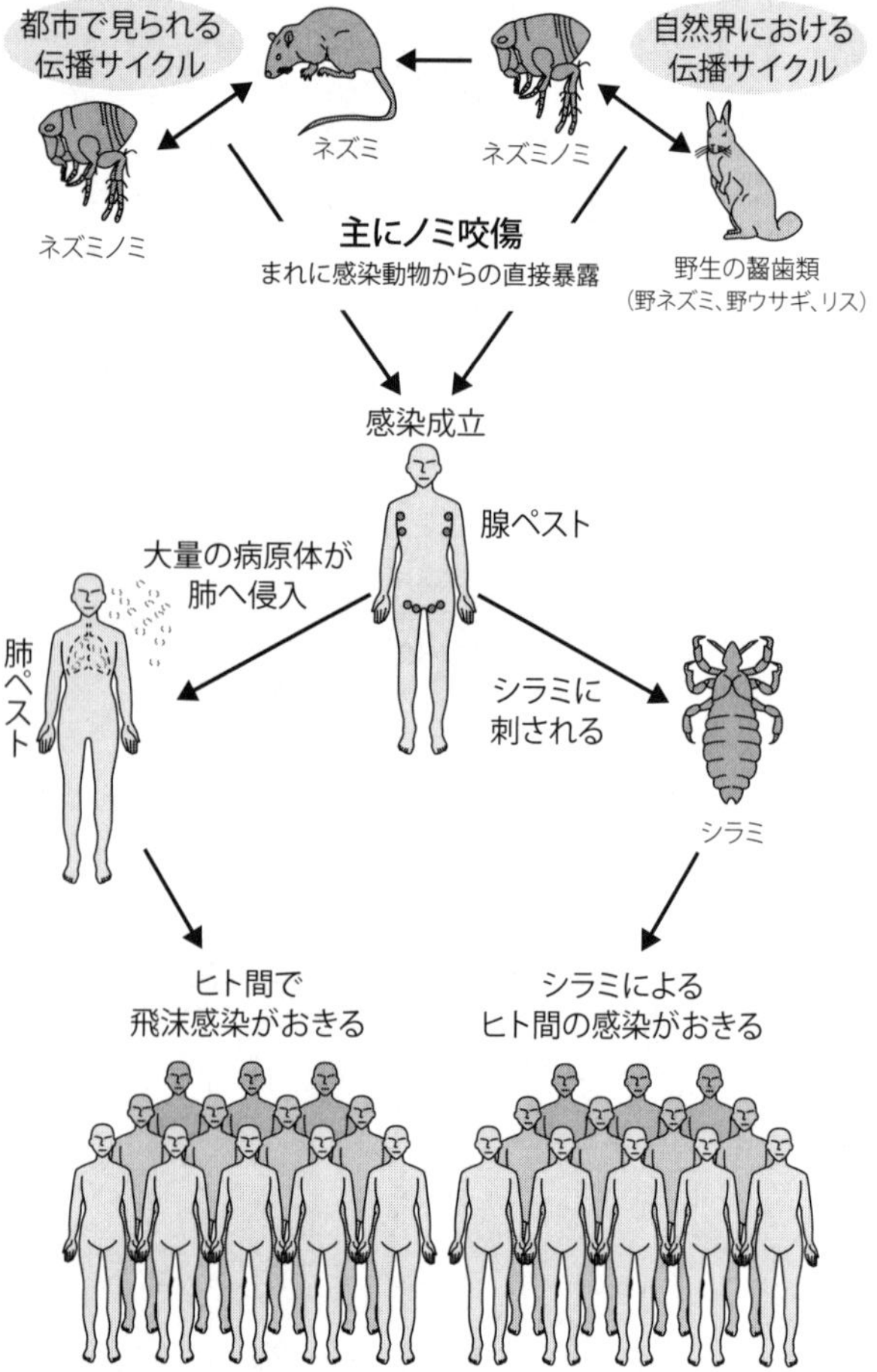

国立感染症研究所（濱田篤郎一部改変）

ずだ。一方、シラミは寒い環境でも繁殖が続く。これが冬になってもペストの流行が続いた原因ではないだろうか。

では、いつ頃からペスト菌がシラミにより媒介されるようになったのか。筆者は黒海沿岸で流行している頃までは、通常のネズミとノミのサイクルで流行が拡大していたと考えている。また、黒海沿岸からコンスタンチノープルに到達するまでも同様だ。このため、流行拡大のスピードは遅かった。

しかし、コンスタンチノープルからヨーロッパに上陸してからは、流行拡大のスピードが急速に増している。これは住民のペスト菌への免疫が低下していたこともあるが、媒介昆虫にシラミが加わり、人から人への感染がおき始めたためだろう。

媒介昆虫の変化がおきた原因については、ペスト菌側に変異がおきた可能性もあるが、筆者は流行がキリスト教圏におよんだことが関係しているように思う。コンスタンチノープル以前の流行は、キプチャク汗国や中央アジアなど、ほとんどがイスラム教圏での流行だった。しかし、コンスタンチノープルは東ローマ帝国が支配しており、キリスト教世界の東側の窓口になっていた。

キリスト教圏に流行がおよんでから媒介昆虫が変化した理由は、シラミの棲息数が増えたためと考える。イスラム教徒は礼拝の前に沐浴《もくよく》をしており、体を洗うことを日常的に行っていた。このため不潔な身なりで増殖するシラミは少なかった。その一方で、キリスト教圏では不潔な身なりの人が多く、シラミが大量に繁殖していた可能性が高い。

モロッコのイブン・バッータが1332年にコンスタンチノープルを訪れ、この町が不潔だったと記録に残していることを先に紹介した。彼はそれまで北アフリカや中東などイスラム教圏を旅行し、この時、初めてキリスト教圏に入った。イスラム教徒の彼にとっては、コンスタンチノープルの状況が大変不潔に見えたのだろう。

ヨーロッパでは12～13世紀の十字軍の遠征以降、イスラム文化が少しずつ流入し、町中に浴場が作られるようになった。しかし、その数は少なく、イスラム教徒のようにそれを積極的に利用することはしなかった。一方、ヨーロッパでもユダヤ人は、ユダヤ教の戒律に従って定期的な入浴を義務としていた。そのためか、ペストの流行中もユダヤ人の患者数は少なかった。これが原因で、ユダヤ人が流行をおこしたという噂が流れ、彼らへの迫害が加速したのである。

8　発疹チフスの流行と媒介昆虫の変化

媒介昆虫がノミからシラミに変化する現象は、15～16世紀に発疹チフスの流行でも見られていた。先にも紹介したように、発疹チフスはリケッチアという病原体によりおこるもので、致死率はペストほどではないが1割以上に達する。シラミが媒介し、戦時下や収容所など不潔な環境で大流行をおこす。患者を刺したシラミが、直接、健康な人を刺して感染を伝播する。

この病気が最初に確認されたのは1489年のイベリア半島だった。当時、イスラム教徒がイベリア半島の最後の拠点であるグラナダを守るため、アラゴン王国とカスティーリャ王国の連合軍と戦っていた。この連合軍の兵士に発疹チフスの流行がおこり、2万人近くが死亡した。さらに、1566年にドイツを統治していたハプスブルク家のマクシミリアン2世の軍隊に発疹チフスの流行がおきる。彼は東方の国境を脅かすオスマントルコ帝国を撃退するため、ハンガリー遠征を計画したが、兵士の間で発疹チフスが流行したため撤退している。その後、この病気は兵士とともにドイツ各地に持ち込まれ、そこで風土病になり流行を繰り返していった。

この発疹チフスの起源として、アメリカの微生物学者ジンサーは発疹熱という病気をあげている。発疹熱はリケッチアでおこるネズミの病気で、ノミによって媒介される。人もノミに刺されて感染するが、症状は発疹チフスに比べて軽い。発疹熱は古くからアジアのネズミの間で流行していたが、これが15世紀にヨーロッパに侵入してから、シラミが媒介する発疹チフスという人の感染症に変化したようだ。

ペストも同様にノミが媒介する病気だったが、シラミも媒介するようになり感染力が高まったのだろう。ただ、発疹熱は媒介昆虫がシラミに変わることで、人の病気である発疹チフスに変化したが、ペストはシラミが媒介する状態になっても、ネズミの病気である点は変化しなかった。これは、ノミ（ネズミノミ）も引き続きペスト菌を媒介したからだろう。このため、14世紀の流行以降、ペストは再びノミが媒介するネズミの病気として流行を続けた。

14世紀のペスト流行と、15〜16世紀の発疹チフスの流行で、もう一つ共通するのは、病気がイスラム教の世界からキリスト教の世界に侵入してから、媒介昆虫が変化している点である。ここにも2つの世界の衛生環境の違いが影響している可能性がある。

9 複合する要因の結果

この章では、14世紀にペストの流行が人類の滅亡に近い状態にまで拡大した原因を検討してきた。これは、当時のペスト菌が現代と比較して、感染力や毒性が強かったためであるが、遺伝子の構造からペスト菌そのものに大きな変化は見られなかった。一方、ヨーロッパの住民に関しては過去600年にわたりペストの流行を経験しておらず、この病気への免疫力が低下していたことが、毒性の強くなった原因の一つとしてあげられる。また、流行前におきていた気候変動による凶作で、住民の全体的な免疫力の低下があったことも、毒性が強くなった原因と考えられる。

さらに、ヨーロッパに上陸してから感染力が増した原因として、媒介昆虫の変化があったと考えられる。すなわち、本来の媒介昆虫であるノミに、シラミが加わることで、人から人への感染がおきたようだ。このような媒介昆虫の変化は、当時のキリスト教圏での衛生環境の悪化や不潔な身なりをする風習が影響していた可能性が高い。こうしたシラミによる媒介に加えて、肺ペストによる飛沫感染も人の間でおきていたものと考える。

このように、住民の免疫力が低下していたヨーロッパでペスト菌が蔓延し、シラミによる人から人への感染がおきたために、甚大な被害を生ずる結果になった。これに加えて、当時のヨーロッパでは土地開発や交通路の整備が進み、人の行き来が盛んになっていたことも流行に拍車をかけた。こうした複合する要因が、ヨーロッパでのペストの大流行を招いたのである。

ここで注目すべきは中東や北アフリカなどのイスラム諸国である。これらの国々にもペストの流行が波及していたが、ヨーロッパでの流行に比べて軽いものだった。この理由は、住民が何回もペストの流行を経験して免疫があったことや、シラミなどの媒介昆虫の棲息数が少なかったためと考えられる。これは流行の発端となったキプチャク汗国や中央アジアの国々でも同様だったのだろう。

それでは、このような人類滅亡の危機を、ヨーロッパの人びとはどのように克服していったのか。次章ではそれを紹介していきたい。

第6章
滅亡の危機をどのように回避したか

1　流行が鎮静化するメカニズム

１３４７〜48年にメッシーナ、ジェノバ、ベネチア、マルセイユなどに上陸したペストの流行はヨーロッパを時計回りに拡大し、１３５３年にはおさまった。その後も、ヨーロッパでは大きな流行の波が３回ほどおこり、14世紀末にはそれも終息する。

最初の流行で壊滅的な被害を受けたのはイタリアとフランスであり、１３４８〜49年は最も流行の燃え盛った時期だった。とくにボッカチオが滞在していたフィレンツェは、人口の６割が死亡するという修羅場と化したのである。

最初に流行がおきたイタリアとフランスでは拡大のスピードが速かったが、次に流行したイギリス、ドイツ、イベリア半島の国々では、拡大のスピードがやや低下する。また、イタリアやフランスでは人口当たりの死亡率が50％前後と大変高かった一方で、イギリスやドイツでは30〜40％まで低下していった。こうした感染のスピードや死亡率の低下には、ペスト菌に変化がおきた可能性もある。第３章で紹介したように、病原体は自分の子孫を効率的に残すため、宿主の数を極端に減らさないように、感染力や毒性を調整しながら流行していくのである。一時は暴走したペスト菌が、ブレーキをかけたとも考えられる。

また、感染症の流行の際には宿主側にも変化がおこる。感染者が多くなると、その集団全体に免疫が生じ、病原体の流行を抑制する力が働く。集団の中には発病せずに免疫だけ獲得する者もいれば、発病しても軽症ですむ者もいる。ペストは感染すると重症化する率が高い病気であるが、感染しても無症状や軽症で経過する者も一部にはいた。たとえば、フィレンツェで人口の6割が死亡していても、残りの4割近くは軽症や無症状であった可能性が高いのだ。こういう状態では、集団全体が免疫を持っているため、それ以上は病原体が流行しなくなる。

このように病原体の流行にあたっては、感染者が増えた段階で病原体と宿主（人）に変化がおこり、流行を抑える方向に力が働く。ただし、ヨーロッパで流行した時のペスト菌は感染力や毒性がかなり高かったために、その流行を鎮静化させるにあたっては、当時の人びとが積極的な対策をとる必要があった。

2　当時のペストの原因論

感染症が細菌やウイルスなどの病原体でおきることが明らかになるのは、19世紀後半である。14世紀のペストの流行にあたって、当時の人びとは病原体の存在をまったく知らぬまま、さまざまな流行の原因を考えた。

この中には神による罰が、ペストという悪魔をもたらしたと考える者も多く、神罰から免れるため自分の体を鞭《むち》で打つ修行者がヨーロッパ各地に出現した。また、ユダヤ人が毒を井戸水に混入させたため流行がおきたという説もあり、各地でユダヤ人の虐殺がおきた。当時のヨーロッパには約250万人のユダヤ人が住んでいた。フランスのドイツ国境沿いにあるストラスブールにも約1800人のユダヤ人が住んでおり、このうちの半数が1349年2月に焼き殺された。先にも紹介したように、ユダヤ人は戒律に従って積極的に入浴をし、身の清潔を保っていた。これが幸いしてかペストにかかる者が少なかった可能性もあるが、逆にそれが反感をかい、流行をおこした原因にされたのだ。

こうした神罰説やユダヤ人説よりも、当時、ペストの原因論として広く受け入れられていたのが、瘴気《しょうき》説と星の配置説である。

瘴気とは悪い空気のことで、沼地や穢《けが》れた大地などから発生すると考えられていた。ペストに限らず、感染症が瘴気でおこるとする説は古代からあり、マラリアという病気の名前もイタリア語の「悪い空気（mal-aria）」に由来する。ペストも瘴気が原因と考える者が多く、14世紀前半にギリシャやイタリアで地震が多発していたため、この時にできた地割れから大量の瘴気が噴き出たという説もあった。また、入浴により開いた毛穴から瘴気が侵入するという説もあり、当時の人びとは以前にも増して入浴をしなくなった。瘴気を消すためには、ニンニクや香りの強い薬草などを身につけるといいともいわれた。

この感染症が瘴気で起こるという説は、19世紀後半に微生物学が発展し病原体が発見されるまで、多くの人びとに信じられていた。

もう一つの星の配置説は、パリ大学の医学部が唱えていた説で、天体観測により火星と木星が合わさって見えたことがペスト流行の原因であると考えた。ボッカチオの『デカメロン』の初めの方にも、ペストの流行が「それは、天体の影響によるのか」と書かれているように、当時は占星術が天変地異の原因解明に用いられることが多かった。インフルエンザという病名も、冬に特有な星の配置が影響（インフルエンス）しておこる病気と考えられたからとされる。

このように、当時の人びとはペストで次から次に人が死んでいく状況を目の当たりにしながら、懸命にその原因を考えた。しかし、この時代の科学レベルでは古くからの瘴気説や占星術に頼るしかなかったのである。

3 無意味な治療

原因が分からなければ治療も難しくなるが、いくつかの治療方法が試みられた。第一に瀉血、つまり患者の血液を抜く治療である。これは古代から行われていた治療法で、感染症に限らずさまざまな病気の治療に用いられた。体内にたまった病気の原因となる有害物質を除去するという理論によるものであるが、この治療で患者は極度の貧血に陥り、むしろ病状に悪影響をおよぼすことの方が多かった。ペスト患者にも瀉血が行われており、この影響で死期を早めた患者も多かったはずだ。

テリアカという解毒剤を患者に飲ませることもあった。この薬の詳しい組成は不明だが、麻薬であるアヘンとともに、蛇やカエルの肉などが配合されていたらしい。これも、ほとんど効果の期待できない治療法だった。

ある程度の効果が予想される治療法もあった。それは、発病後間もなくして腫れてくるリンパ節を切開するという治療法である。リンパ節が腫脹するのは、体内に注入されたペスト菌が全身に広がるのを防ぐためにおこる免疫反応である。この腫脹したリンパ節を切開すれば、そこで増えているペスト菌の数を減らすことができるとともに、それが全身に広がるのも阻止できた。ローマ法王の侍医がペストにかかり、自らこの治療法を試み、回復したとの記録も残されている。ただし、この治療法には時期の問題があり、すでに全身にペスト菌が拡大してから切開しても、患者の衰弱を招き、悪影響をおよぼした。

4 ペストの流行を回避できた地域

このように、当時の治療はほとんどが無意味なものであるとともに、治療を受けられたのは高貴な人や裕福な人に限られていた。一般庶民は発病すると家族さえ近づかなくなり、そのまま放置されたり、半死の状態のまま埋葬されたりするような状況であった。

そんな悲惨なペストの流行を回避できた場所も、ヨーロッパの中にはいくつかあった。この中でも有名なのがイタリアのミラノである。この町はビスコンティ家が14世紀初頭に支配を確立してから、同家の専制支配下にあった。この強権政治により、流行が近隣のジェノバなどにおよぶと、市内に病人が入ってこないように厳重な監視をするようになる。現代の新型コロナの流行とは逆の意味での都市封鎖を行ったのである。また、市内で患者が発生した場合は、直ちにその家を患者とともに焼却するという強硬手段をとった。このような方法で、ミラノは初期のペスト流行を防ぐことはできたが、1350年には流行が波及して、多くの死者が出ている。それでも人口10万人のうち死亡率は10～20%と、フィレンツェやベネチアに比べればかなり低かった。

ドイツのニュルンベルクにも流行は波及したものの、死亡率が住民の10%と低かった。この町はもともと、公衆衛生対策に熱心で、流行前から町の定期的な清掃を行ったり、市内に公衆浴場を数多く設置したりしていた。ペストの流行後は市庁舎に専属医師団が常駐し、患者の治療や介護にあたるとともに、遺体を地中深く埋葬するなどの方法をとった。

ペスト患者の遺体の中ではペスト菌がしばらく生きているため、遺体に接触して感染することもある。また、遺体を吸血したシラミに刺されて感染することもあった。このためキリスト教の司祭が感染することも多かった。埋葬にあたっても感染を防ぐためには遺体を地中深く埋めることが必要である。さらに最善の策は火葬であるが、14世紀の流行では火葬までは行われなかった。その後、16世紀以降にはペスト患者の遺体が火葬されることも多くなる。

ドイツ東部やポーランドは人口が希薄だったため、患者発生が少なかったと考えられている。またスコットランドも患者発生は少なく、これは気候が寒冷だったことが影響したようだ。現在のオランダがあるフランドル地方も、近隣のフランスでは大流行していたにもかかわらず、1352年まで流行がおよばなかったが、この理由は明らかではない。

このように、ミラノやニュルンベルクのように、積極的な対策をとったことで流行が軽くすんだ場所もあるが、人口希薄や寒冷などの地理的理由で大流行を回避できた場所もあった。

5　患者の隔離が最も有効だった

医者は診察や治療のため患者に近づかなければならないため、流行当初は多くの医者が患者の診察後に死んでいった。そこで考案された服装が大変奇抜なものだった（図10）。全身を革の衣服で包み、顔には覆面をかぶる。この覆面には口と鼻に嘴《くちばし》のような部分があり、この中に香りの強い薬草を入れて、患者の発する瘴気を解毒しようとした。また目にはサングラスのような覆いがされており、これは患者と目を合わせないようにするための工夫だった。当時の人びとは、患者と視線を合わせてもペストが感染すると考えていたのだ。もちろん手には手袋をはめていた。

このペスト患者を診察する医者の服装は、ある意味では理にかなったものかもしれない。現代でも肺ペスト患者からの飛沫感染を防ぐには、口にマスクをしたり目をゴーグルで覆ったりする。新型コロナウイルスの流行にあたっても同様である。14世紀の服装では嘴の部分がマスクの役割を、サングラスがゴーグルの役割を果たしていた。また、革の衣服が体全体を完全に覆っていれば、シラミによる感染を防ぐこともできたはずだ。こうした服装は、14世紀の流行後も用いられており、医者を感染から守るためには一定の効果があったと考えられる。ただ、患者側からすると、このような姿の医者の診察を受けるのは、かなり恐ろしかったことだろう。

流行が拡大するのにともなって、医者だけでなく一般の人びとも患者に近づくとペストに感染することが、次第に明らかになってくる。この結果、従来の瘴気説や星の配置説ではなく、患者に接触して感染するという「患者接触説」が唱えられるようになった。実際に患者からシラミや飛沫感染などでペスト菌が拡大していたことを考えると、接触説はより真実に近い説だった。

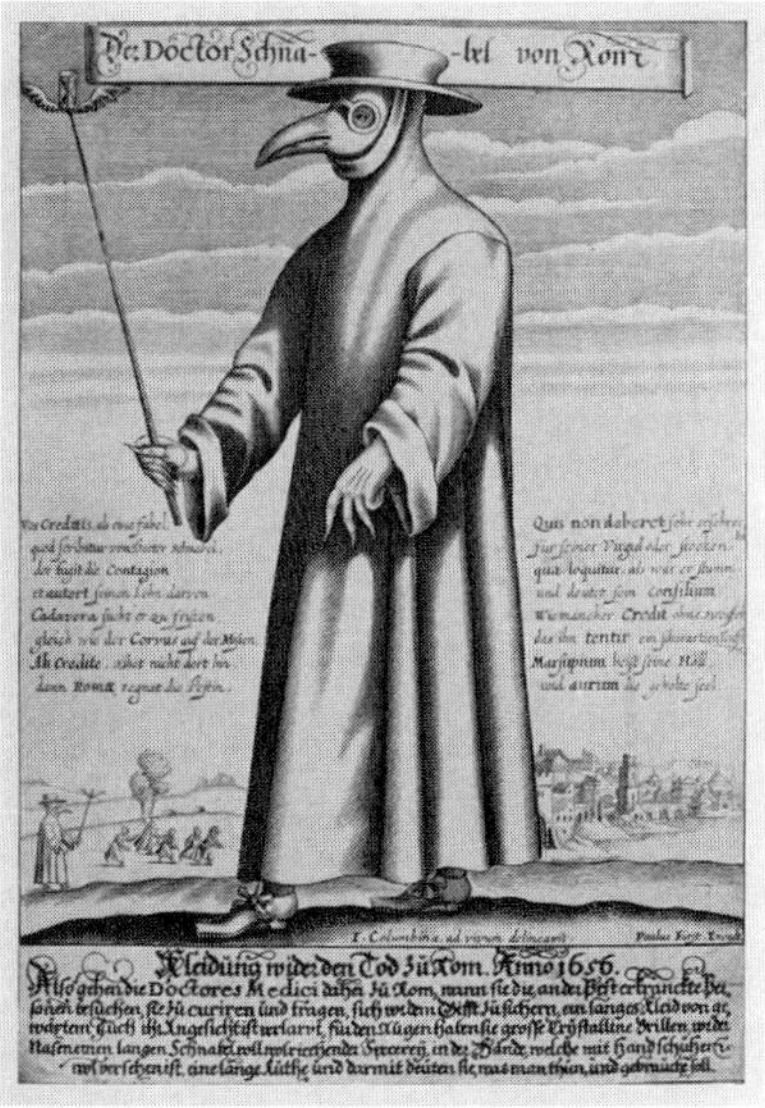

図10　ペスト医を描いたパウル・フュルストの版画（1656年）

患者接触説が広まると、ペスト患者を忌み嫌う風潮が高まり、次第に家族も患者に近づくことを控えるようになった。熱にうなされ、全身の痛みに苦しむ患者を、家族が介護もせずに放置することがしばしばだった。そして、亡くなった患者の遺体は門前に棄てるか、遺体運搬人にお願いして家から運び出してもらう。その後は、共同墓地などに集団埋葬されたのである。

このように患者を家の中に隔離するという方法がよくとられたが、ミラノで行われたように患者の発生した家を患者ごと焼却するという強い処置がとられることもあった。こうして、患者の隔離が流行の拡大を抑えるのに有効であることが分かってくると、患者を郊外などに放置するという方法もとられるようになった。たとえば、1374年にイタリアのレッジョ・エミリアでは行政当局が次のような布告を発している。

「すべてのペスト患者は町はずれの原野に移され、人間の手を離れて神の手に委ねられる」

ここまでいくと明らかに患者の遺棄であるが、こうした極端な隔離対策が功を奏し、ペストの流行は鎮静化していく。これは科学的に考えても妥当な方法だった。当時のペスト菌がシラミに媒介されていても、肺ペストの患者から飛沫感染がおきていても、患者を隔離することが最も確実な流行対策だった。

このように人類滅亡の危機を迎える中、当時の人びとは隔離という冷酷な対策をとることにより、その危機を乗り越えることができたのである。

6　検疫の発祥

隔離とともに14世紀のペストの流行を契機に発祥した対策が検疫である。

ベネチアの行政当局は、流行が拡大し始めた1348年3月に衛生監督官を3名任命した。彼らは市内で発生を続ける患者の対応とともに、患者数がさらに増えないようにする予防策を考案した。その対策というのが、入港する船を沖合にある島に停泊させ、乗員をこの島にあるハンセン病施設に40日間収容するというものだった。この間にペストを発病しなければ、町に入ることを許可するという対策である。この対策は患者の増加を防ぐのに一定の効果があったことから、その後、地中海沿岸のドブロブニクやマルセイユなどの港町にも広まっていった。

これが現代にも続く検疫制度の発祥である。収容期間の40という数字はイタリア語でquarantaになるため、検疫は現在も英語でquarantineと呼ばれている。なぜ40日間収容するかについては諸説ある。ペストの潜伏期間は長くても1週間なので、医学的には1週間監視すれば十分である。当時の人びとも経験的に、患者が入港後1週間以内に発病することを知っていたはずだ。それをさらに長くしたのは、当時の宗教的や文化的な背景が影響していたのだろう。たとえば、旧約聖書「レビ記」には「死体や不浄物を扱った者は40日間の浄化儀式を行わなければならない」と書かれている。また、新約聖書には「キリストが洗礼者ヨハネから洗礼を受けた後、荒れ野に40日間留まり、悪魔の誘惑を受けながらもそれに耐えた」との記載がある。このように中世のキリスト教社会では、40という数字が重要な意味を持っていたのである。

7　感染力の強さに勝る集団の免疫力

本章の冒頭でも述べたが、集団が感染症への免疫を持つことで、その流行を抑えることができる。現代では予防接種という方法で集団の免疫状態を人工的に作り、感染症の撲滅を図っている。この時に、集団の何%が免疫を持てば感染症が流行しなくなるかであるが、これは病原体の感染力によることが明らかになっている。

たとえば、麻疹は空気感染するため感染率が大変高く、1人の患者から20人近くに感染をおこす。この場合、集団の90%以上が免疫を獲得しないと流行は抑えられない。一方、インフルエンザは飛沫感染で、1人の患者から感染をおこすのは2~3人である。このため集団の6割以上が免疫を持てば、流行しなくなる。今回の新型コロナウイルスの流行にあたっても、集団免疫が高くなれば流行を終息させることができる。このウイルスの詳細はいまだ不明だが、感染力がインフルエンザに近いので、集団の6割以上が免疫を持てば、流行は終息すると考えられる。

14世紀にヨーロッパで流行したペスト菌の感染力も、麻疹に近いほど強かった可能性がある。これはシラミによる媒介や、肺ペスト患者からの飛沫感染により、人から人に感染が拡大していったためである。しかも致死率が高かったので、自然に任せて集団が免疫を獲得するのを待っていたら、死亡者数はもっと増えていただろう。

これを防ぐために、当時の人びとは感染症が病原体でおきることを知らないにもかかわらず、さまざまな対策をとった。その中には無益なものもあったが、患者の隔離や検疫という現代にも受け継がれる有効な対策も実施していた。もちろん、その対策は現代のように人道的なものではなかった。隔離といっても患者の遺棄であったり、検疫期間中に発病した患者がいれば、乗船者とともに船を焼却したりするなど、かなり荒っぽいやり方だった。しかし、そこまで当時の人びとは切羽詰まっていた。彼らは慈悲やモラルを捨て去り、心を冷徹にすることによって、ようやく人類滅亡の危機を回避したのである。

第7章

日本にペストは波及したか

1　日本におよんだ世界の疫病

交通機関の発達した現代社会において、日本は世界の中心に位置しているといってもいいだろう。しかし、20世紀以前の日本は極東と呼ばれる世界の果てに位置していた。このため、それまでに発生した世界的な感染症流行も、日本におよぶことはなかったか、到達するまでにかなりの時間がかかった。しかし、シカゴ大学のマクニールは、日本が13世紀以降、世界の疫病流行のネットワークに組み込まれたという考えを示している。これは14世紀のペストの流行以前であり、この考えに従えば、日本にペストが到達していても不思議はなかった。そこで、本章では、日本に14世紀のペストの流行が波及したかどうかを検証してみたい。

日本で疫病の大流行として最初に記録されているのが、奈良時代の735〜7年におきた天然痘の流行である。8世紀になり日本は中国への遣唐使派遣を盛んに行い、これにともなって、当時、中国で流行していた天然痘が日本に持ち込まれて流行することが多かった。735年の流行も遣唐使の帰国後に北九州で始まり、それが737年には奈良の平城京にまで波及した。この流行により、当時の政権を握っていた藤原氏の4兄弟がすべて亡くなるという事態になった。

また平安時代の994年にも北九州から疫病の流行があり、995年には京都にも波及して多くの人が亡くなった。当時の関白だった藤原道隆《みちたか》、それを継いだ藤原道兼《みちかね》も亡くなり、その結果、摂関政治の代表的存在である藤原道長が権力の座につく契機になった。この時の疫病については、天然痘か麻疹と推定されている。この時代は日本と中国の宋朝の間で交流が盛んに行われており、その影響で北九州から疫病が侵入したものと考えられている。

このように、古来、日本でも疫病が大流行することはあり、その経路は中国との交流を介する侵入だった。

2　14世紀の日本と中国

それではペストが流行した14世紀前半に、日本と中国はどのような交流をしていたのだろうか。中国の元朝は1274年と1281年の2回にわたり日本への侵略（元寇《げんこう》）を行い、いずれも失敗している。この後、両国の正式な国交は断絶状態にあったが、民間の交流は盛んに行われていた。

元朝はフビライ・ハンの時代（1260〜94年）に最盛期を迎えるが、それ以降は内乱が頻発する時代となる。フビライが死去してからは短命の皇帝が続き、とくに1307年から1333年までの26年間で8人の皇帝が即位していた。1334年からは最後の皇帝になる順帝が即位し、1368年まで統治する。しかし、この間に国内政治は近臣や宦官《かんがん》のいうままになり、各地で反乱が発生していた。

そんな最中の1331年に河北、1334年には浙江で疫病の流行が発生する。これらの疫病については、第4章で紹介したように、シカゴ大学のマクニールがヨーロッパ流行前のペストだったとする説を提唱している。しかし、最近はこれらの疫病はペストではなく、別の感染症であるとする説が有力である。

一方、元朝末期の1353〜54年には中国全土におよぶ疫病が流行しているが、これは第4章で紹介したように、ヨーロッパでのペスト流行が波及したとする説が有力である。この結果、中国では人口の半分が死亡したとされており、1368年の元朝滅亡の一因になった可能性がある。この中国での流行は、隣国である日本に波及しなかったのだろうか。

日本も14世紀は政治的に動乱の時代を迎えていた。1333年に鎌倉幕府が崩壊し、後《ご》醍醐《だいご》天皇による建武の新政が始まる。しかし、それもすぐに崩壊し、1336年からは南北朝時代と呼ばれる内乱の時代となる。北朝方の足利尊氏が室町幕府を創建する一方で、南朝方の後醍醐天皇は吉野に遷宮《せんぐう》し、日本全国を巻き込む内乱が1392年まで続いた。中国でペストと考えられる疫病が流行した1353〜54年の日本は、まさにこうした内乱の最中にあった。

この時代、日本と元朝の国家間での正式な国交はなかったが、民間レベルでの交流はかなり盛んだった。貿易はもちろんのこと、当時の日本で盛んになっていた禅宗を習得するため、多くの僧侶が中国に渡っていたのである。

この時代、貿易目的で中国を訪れる日本の船は、中国の港で騒乱をおこすことが多く、中国側からは倭寇と呼ばれていた。いわゆる前期倭寇の始まりである。1335年には騒乱が度重なることから、中国側は日本船の入港を禁じる措置をとるが、1342年には復活している。この頃になると、室町幕府が寺社造営費を賄うためと称して半官半民の貿易船を中国に派遣していた。寺社造営料《じしゃぞうえいりょう》唐船《とうせん》と呼ばれており、天龍《てんりゅう》寺船《じぶね》などはその代表的なものだった。

やがて1350年からは本格的な海賊としての前期倭寇の活動が盛んになり、朝鮮半島の高麗王朝や中国の元朝の港を次々に襲撃した。中国でペストと考えられる疫病の流行があったのは、まさにこの時期であり、倭寇がペストを日本国内に運んできても不思議はなかった。

3 日本や朝鮮半島でのペスト流行は

しかし、この時代に日本でペストを疑う疫病流行の痕跡を見つけることはできない。建武の新政から南北朝時代の始まりまでの期間は、政情が不安定なこともあり小規模な疫病の流行はいくつも記録されているが、いずれもペストを想起させるような流行ではなかった。1342年には天龍寺船が中国から帰国後、国内で「流感がはやった」という記録もあるが、これはインフルエンザなどの流行と考えられている。

1361年以降は、1368年まで関西を中心に比較的大きな疫病が多発している。これは1361年におきた正平地震（康安地震とも。南海トラフを起源とする巨大地震）にともなうもので、天然痘や麻疹、インフルエンザなどの流行だった。

人口統計を見ても日本で14世紀に大規模な疫病の流行がおきていたとは考えにくい。14世紀初めの日本の人口は約800万人と推定されており、15世紀初めまでに人口は約1000万人に増加している。この100年間が戦乱の時代であったにもかかわらず増加していることになり、その間にペストの流行があったとは考えにくい。

なお、朝鮮半島でもペストが流行した痕跡は認められない。朝鮮半島では10世紀から高麗王朝が建国されており、13世紀中頃から元朝の支配下にあった。しかし、14世紀になると元朝の衰退にともなって、その支配が緩むとともに、中国の混乱がそのまま朝鮮半島にも波及していた。たとえば1359年には、中国でおきた紅巾の乱の暴徒が朝鮮半島にも侵入している。このように、高麗王朝は中国との関係が日本以上に濃密であったにもかかわらず、この時代にペストが流行したという記録がない。また、人口統計でも高麗王朝建国時である10世紀の人口が300万人であったのに比べ、14世紀中頃の人口は400万人と増加しているのである。なお、高麗王朝は1350年からの倭寇侵攻による国内の荒廃などがあり、1392年に滅亡している。

4　倭寇による疫病伝播の可能性

1350年代、中国の元朝ではペストと考えられる疫病の流行があったが、それが日本に波及しなかったことは明らかなようだ。この理由として、日本と中国の交流が乏しかったというのは間違いである。むしろ、1350年代は倭寇が朝鮮半島や中国本土での活動を増強させており、平和的ではないが交流は盛んだった（図11）。

1350年代に倭寇の活動が盛んになった理由としては、この時代に日本の南朝が九州一帯を占拠していたためと考えられている。中央政府である北朝（室町幕府）の監視が緩んだことや、食糧や兵力を確保するために南朝が海賊行為におよんだと考えられている。このため、1380年代に幕府側が九州を奪還してからは、倭寇の活動が衰退してくる。

この時代の倭寇は朝鮮半島や中国の沿岸部だけでなく、内陸部にも侵入したとされており、現地の人びととの接触も濃厚だった。中国では山東半島など華北地域が倭寇の主たる活動域で、そこでペストが流行していれば、倭寇の海賊たちも感染した可能性はある。ま

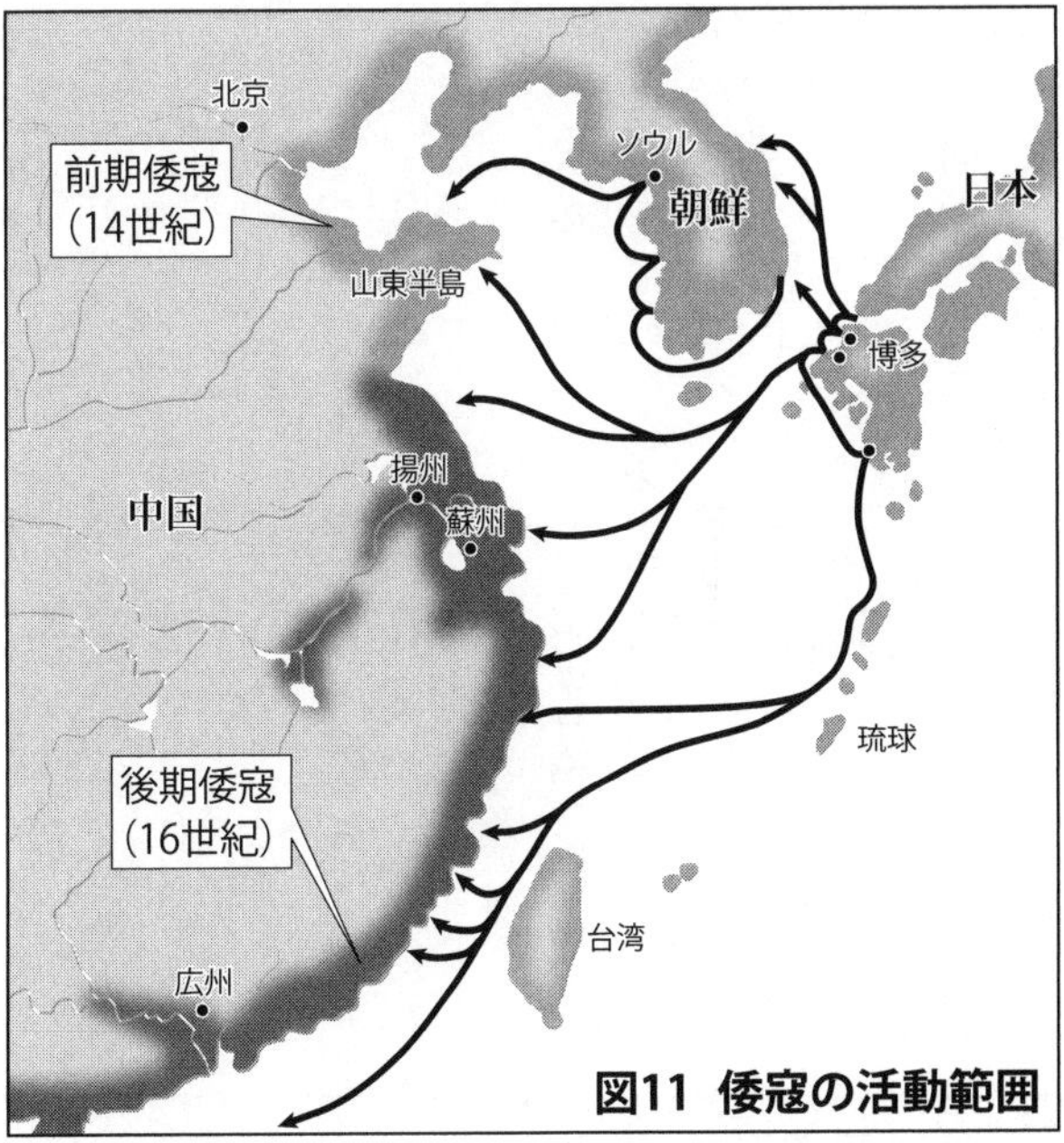

図11 倭寇の活動範囲

た、彼らの船に感染したネズミが乗り込んだとも考えられる。それでも日本国内に流行が波及しなかったというのは、何らかの理由があったからだろう。

ところで、倭寇が感染症を運んだと考えられる事例として16世紀に流行した梅毒がある。この病気はもともと、アメリカ大陸で流行していたものを、コロンブスが１４９４年にヨーロッパに持ち帰ったとされている。その後、１４

98年頃にはバスコ・ダ・ガマの艦隊とともにインドに上陸し、1505年には中国の広州に達していた。この当時は中国南部にも倭寇が展開しており、彼らを介して梅毒は1510年頃までに日本に到達した。これは1543年にポルトガル人が種子島《たねがしま》に漂着する30年以上前の出来事だった。

梅毒とペストは感染経路が大きく異なるが、梅毒の事例を見ても、中国から日本への感染症の拡大にあたり、倭寇が果たした役割は大きかった。

5　日本でペストが流行しなかった理由

では、倭寇などの往来が盛んだったにもかかわらず、中国から日本にペストが波及しなかったのはなぜなのか。中国で1350年代に流行した疫病がペストだと断定できないだけに、それを推定するのは難しいが、ここではペストだったと仮定して話を進めよう。

まず、当時の日本にペストの宿主であるクマネズミが棲息していなかったのではないかという仮説が考えられる。しかし、日本には7世紀の遣唐使の時代にクマネズミが到来し、14世紀には全国的に棲息していた。そして、ネズミが日本に棲息していれば、ネズミノミも同時に棲息していたはずだ。

元朝と日本の間を行き来していた交易船には、ネコを乗せることが多かった。これはネズミにより、大事な貿易品が損傷を受けるのを防ぐためだった。この状況からも、中国からペストを媒介するクマネズミが船に乗り込み、日本に沢山運ばれてきたことは容易に想像がつく。

このように14世紀の日本には、ペストの流行に必要なクマネズミやネズミノミが棲息していた。それにもかかわらず、日本でペストが流行しなかった理由としていくつかの可能性が考えられる。

まず一つは、九州限定流行説。倭寇がペストを中国から運んだとしても、持ち込まれた地域が倭寇の根拠地である九州に限られており、それが日本全国に拡大しなかったという説である。当時の九州は南朝方に支配されており、北朝を擁する幕府側と戦争状態にあったため、ペストが持ち込まれても、流行は九州域内にとどまったとする考え方である。しかしながら、九州に限ってもペストを疑う疫病が流行した記録がないことや、戦争状態といっても、九州と本州との間で人の行き来はむしろ盛んだったようなので、この説には否定的である。

二つ目は日本人の清潔志向説。日本では古くから入浴が盛んであり、温泉場での湯治だけでなく平素から風呂に入り、身なりを清潔に保つ習慣があった。古来、日本では入浴が体内の気の循環を改善し、体内の毒物を排除すると考えられていた。このため、14世紀のヨーロッパで見られたように、多くの人びとにシラミがたかるようなことは少なかったと考えられる。

中国で1350年代に流行したペストが、ヨーロッパで流行した時のようにシラミに媒介されていたかは不明であるが、こうした媒介昆虫の密度が日本では低かったことは確かだろう。筆者は、この日本人の清潔志向説が、日本でペストの流行がおきなかった理由の一つになりうると考える。

6 日本人はペストの免疫を持っていた?

もう一つ、筆者が考える理由は日本人免疫説である。もし当時の日本人がペスト菌に対する免疫を持っていれば、日本にペストが持ち込まれても流行はおこらない。ただし、こうした免疫を持つには、過去にその病気か、非常に近い病気にかかっていることが前提になる。

日本で最初のペスト患者として登録されているのは1899年のケースである。それは第3回目の世界流行の最中、この年の11月に台湾から門司に上陸した日本人の男性だった。この後に日本国内でもペストの流行がおきるが、それについては後で詳しく紹介する。

この1898年以前に日本でペスト患者が発生したとする記録はないが、シカゴ大学のマクニールは、日本で平安時代の808年に流行した疫病をペストの可能性があるとしている。この事例は、古くからの日本の疫病を記録した『日本疾病史』にも記載されており、人口の半分が死亡するような大流行だったという。病気の詳細は不明だが、この時代に中国の沿岸部でペストを疑う疫病が流行していたことや、遣唐使の派遣で日本と中国の交流が盛んであったことなどから、マクニールはペストの流行を疑っている。ちなみに、この疫病流行の直前の806年には遣唐使が帰国しており、この時の帰国者リストの中には空海の名前もある。

このように808年に日本でも疫病の大流行があったことは確かであるが、『日本疾病史』には新たな疫病としての記載がまったくなく、これをペストの流行とする説は一般には受け入れられていない。

こうして過去の歴史を振り返ってみると、14世紀の流行以前にペストは日本で流行しておらず、日本人がペスト菌の免疫を持っていたとする説は合理的ではないように思える。しかし、ここで考えなければならないのが、ペスト菌と近縁の細菌が日本ですでに流行していた可能性である。この細菌として考えられるのが、ペスト菌と同じエルシニア属の *Yersinia pseudotuberculosis*（仮性結核菌）だ。

ペスト菌は今から約6000年前に仮性結核菌から枝分かれしたことが、最近の遺伝子解析で明らかになっている。ペスト菌とは遺伝子の80%以上が同一で、ペスト菌の母体といってもいいだろう。この仮性結核菌は現代でも患者の発生があり、主として小児に発熱、発疹、下痢、リンパ節腫脹などの症状をおこすが、ペストほど重篤にはならない。この細菌はもともとネズミなどが保有しており、人はその尿で汚染された水を飲むなどして感染する。最近まで日本では稀な病気とされていたが、1981年に、日本各地で風土病として流行していた泉熱が、仮性結核菌によっておこることが判明した。泉熱の発生は最近では少なくなったが、1986年には500人以上の集団感染もおきている。

泉熱は1927（昭和2）年に金沢医大・小児科教授の泉仙助が命名した病気で、その後の調査では日本全国で流行していたことが明らかになっている。この病気がいつ頃から流行していたかは明らかではないが、14世紀に日本国内で流行していた可能性もある。この当時はネズミの尿に汚染された水を飲むことも多かっただろうから、その感染率は現代よりも高かったかもしれない。

もし、当時の日本人の多くが仮性結核菌に感染していたとしたら、それに近縁のペスト菌についても、ある程度の免疫を持ち、ペスト菌の感染を防御できた可能性がある。17世紀以降、ヨーロッパではペストの流行が見られなくなるが、この要因の一つとして、この時期からヨーロッパで仮性結核菌が拡大し、その免疫を持つ人が増えたためとする説がある。今後、日本で14世紀頃に埋葬された遺体などの調査が行われるようになれば、遺伝子研究などでこうした点も明らかになってくることだろう。

このように、筆者は日本にペストが波及しなかった理由として、14世紀の日本人の多くが仮性結核菌の感染で、ペスト菌にもある程度の免疫を持っていたとする説があるのではないかと考える。

なお、現代のペスト菌と仮性結核菌の間で、交差免疫があまり成立しないとする意見があることも、付記しておく。

7 日本で新型コロナが少ない理由

ところで、新型コロナウイルスの流行でも日本の感染者数や死亡者数が、欧米諸国に比べて少ないようだ。流行が始まって半年経過した2020年6月中旬時点では、感染者数が約1万7000人で、米国に比べると100分の1ほどの数である。日本では検査が十分に行われていないという意見もあるが、これだけ感染者数が少なかった理由は他にもあるだろう。

一つの理由としては、日本人の清潔志向や、マスクをする文化が関係していたのかもしれない。また、行政から出される外出自粛や休業要請などの指示に一律に従うという国民性も、もう一つの理由になるだろう。さらに、日本だけでなく韓国や東南アジアでも感染者数が少ないことから、アジア系の人種に共通した抵抗力を指摘する声もある。

この抵抗力としては、14世紀のペストが日本に波及しなかった理由と同じように、アジア系の人びとが過去に新型コロナウイルスと近縁の病原体に感染していた可能性がある。コロナウイルスにはSARSウイルスやMERSウイルスなど毒性が強いもの以外に、風邪の原因となる種類もあり、そうした軽い症状をおこすコロナウイルスに感染して抵抗力を獲得していたとも考えられる。

これから先、新型コロナウイルスの流行は第2波、第3波と繰り返される可能性があるため、現時点で日本の感染者数が少ないという結論は出せないが、もしそうであれば、今後さまざまな研究により、その原因が明らかになっていくだろう。

8　近代日本でおきたペストの流行

先に紹介したように、日本で最初にペスト患者が発生したのは1899（明治32）年とされている。この患者は11月に台湾から門司に入港した船で上陸しており、その後、横浜に向かう途中の広島でペストを発病し、死亡した。

じつは、この少し前の1896年に香港から横浜に入港した船の中国人船員がペストを発病し、横浜の中国人用の病院で死亡している。しかし、発病したのが船中であるのと、日本に到着して間もなく死亡しているので、1899年のケースを最初のペスト患者としている。この時までに、香港に第3回世界流行が到達した1894年から5年が経過しており、当時の船や鉄道などの交通機関の発達を考えると、日本に到達するまでにかなりの時間を要していた。ちなみに、インドのボンベイ（ムンバイ）には1896年に上陸しており、香港から距離的に近い日本への到達はかなり遅かった。

1899年11月に最初のペスト患者が発生してからは、年末までに関西方面を中心に45人の患者が確認され、うち40人が死亡した。いずれも腺ペストの患者と見られており、発病した患者を吸血したノミが日本のネズミを刺して、国内でネズミとノミの流行サイクルを生じたのだろう。1902年も横浜や東京で患者が散発しているが、1905〜07年にかけては大阪などで600人以上の患者が発生した。これは、インドから輸入した綿花に交じって、ペストに感染したネズミが国内に侵入したためと考えられている。

1910〜11年には満州でペストが大流行しており、奉天で4万人、山東省で5万人以上が死亡した。この流行も隣接する朝鮮半島や日本には波及しなかった。その後、日本では1926年までに累積で2900人以上のペスト患者が発生し、2400人以上が死亡したが、これ以降の国内での患者発生はまったく見られていない。

日本ではペスト撲滅のため、ネズミの駆除に力を注いだことが功を奏した。また、家の周囲のネズミから野山の齧歯類にペスト菌が伝播しなかったことも、その後の日本でペストが再燃しなかった理由である。

このように、日本にもペストの第3回世界流行は波及し、2900人以上の患者が発生したが、比較的軽い流行で終わるとともに、ペスト菌の巣が形成されることはなかった。

第8章

中世以降のペストの行方

1　第2回世界流行の余波

1347年からヨーロッパで荒れ狂ったペストの流行は1353年頃にいったん鎮静化するが、その後も流行の再燃を繰り返し、14世紀末には終息した。しかし、ヨーロッパでは15世紀以降も散発的にペストの流行が発生している。

なかでも1628年にはフランス・ツールーズ、1665年にはイギリス・ロンドンで大規模な流行が発生した。1665年のロンドンでの流行は春から夏にかけて患者数が増加し、年末までに37万人が死亡するという大惨事になった。この時の模様はイギリスの作家ダニエル・デフォーが『ペスト』（平井正穂訳　中公文庫）の中で詳細に述べている。この時代になると人びとはペスト流行への対処法をある程度習得するようになっており、裕福な者はロンドンから疎開し田舎で暮らすようになった。当時、ケンブリッジ大学の学生だったニュートンも、流行期間中は田舎で生活し、この間に「万有引力の法則」を発見したという。このような1665年のロンドンでの流行時には、死亡者の多くが疎開できない貧しい者だった。

1720年にもフランスのマルセイユでペストの流行が発生し、9万人の人口のうち4万人が死亡した。この時は、中東から入港した船がダマスカスで流行していたペストを持ち込んだとされている。そして、このマルセイユでの流行を最後に、ヨーロッパでのペストの流行は終息する。

なぜ、これ以降、ヨーロッパでペストの流行が途絶えたかについてはさまざまな説が出されている。その中で一番可能性が高いとされているのが、ドブネズミのヨーロッパ侵入である。それまでは、ヨーロッパにはクマネズミが棲息しており、これがペスト菌の宿主として流行をおこしていた。しかし、18世紀頃からアジア原産のドブネズミがヨーロッパに侵入し、クマネズミを駆逐してしまったのである。ドブネズミはペスト菌を増殖させにくいため、ヨーロッパからペストの流行が消えたと考えられている。

このドブネズミ侵入説のほかにも、第7章で紹介した仮性結核菌がヨーロッパで流行するようになったため、近縁のペスト菌が流行しなくなったという説もある。また、18世紀になるとヨーロッパの各都市の衛生環境が整備されてきたため、ペストの流行が消えた可能性もある。さらに、ヨーロッパでは何らかの理由でペストの巣が形成されなかったようだ。これもヨーロッパでペストの流行が再燃しなかった要因の一つになっている。

いずれにしても、1720年のマルセイユでの流行を最後に、ヨーロッパでのペストの大きな流行は現在まで報告されていない。

2　帝国主義時代の疫病拡大

19世紀にヨーロッパは帝国主義の時代になり、各国が世界各地に植民地を建設していった。こうした動きの中でイギリスはインドの植民地化に成功し、それとともにインドで風土病として流行していたコレラが世界的な流行を始める。

コレラは猛烈な下痢によりショック状態に陥る感染症である。この病気をおこすコレラ菌は、インドのベンガル地方で古くから風土病として流行していた。この病気の流行が1817年からアジアや中東にまで波及するようになる。そして1826年にインドで発生した流行は、中東を経て1831年にヨーロッパに到達するのである。1832年にはロンドンやパリなどの大都市でも流行がおこり、フランスではこの年に4万人が死亡する事態になった。ヨーロッパではペストの流行が100年以上発生していなかっただけに、当時の人びとは久しぶりの疫病の猛威に強い恐怖を感じた。この流行はアメリカ大陸にも波及し、1837年にようやく収束している。しかし、それから後もコレラの流行は再燃を続け、20世紀初頭までに計6回の世界流行を繰り返した。

コレラの流行が世界的な規模で拡大した背景には、イギリスによるインドの植民地化という要因が大きい。さらに、この時代はヨーロッパ諸国の帝国主義政策に基づいて、兵士や植民者が世界中を移動していた。また、船や鉄道などの交通機関も発達し、短時間のうちに多くの人びとが移動することが可能になっていた。こうした時代にペストの第3回世界流行が発生したのである。

3　ペストの第3回世界流行

中国は17世紀から清朝が支配しており、18世紀に最盛期を迎えていた。しかし、19世紀に入るとイギリスなどの侵略が始まり、1840年にはイギリスとのアヘン戦争に敗北する。この影響により中国各地で清朝への反乱が勃発した。中国南部の雲南省でも1850年代に反乱がおこり、政府軍による鎮圧が行われる。その後、雲南省でペストの流行が始まり、1866年には省都の昆明に到達する。

雲南省には古くからペスト菌の巣があった。マクニールは14世紀のペストの流行（第2回世界流行）も、雲南省から拡大したという説を唱えていることを紹介したが、サスマンは中国の歴史文書から、雲南省でのペスト流行が確認されたのは18世紀末としている。最近の遺伝子研究でも、14世紀のヨーロッパで流行したペスト菌が、その後、中国に侵入したとの説が提唱されており、この時、雲南省にペスト菌の巣が形成された可能性が高い。そして、19世紀中頃、その近辺でおきた戦いの際にペスト菌が拡大し、昆明での流行につながったものと考えられている。

昆明での流行はしばらく続くが、すぐに近隣の省に拡大することはなかった。やがて、1894年に沿岸部の広州や香港に波及し、10万人以上の死者が発生する。広州は古くから中国の貿易港として栄えた町であり、世界各国の船が出入りしていた。また、香港は当時、イギリスの植民地になっており、東洋支配の中心基地であった。こうした交通の要衝にペストが波及したことで、世界各地に流行が飛び火していく（図12）。

1896年にはインドのボンベイ（ムンバイ）でペスト流行の火の手が上がり、そこからインド亜大陸全体に拡大していった。この結果、１９１８年までに１０００万人近い死亡者が発生する。１８９８年にはインドからの船により、アフリカのマダガスカルに流行が持ち込まれる。このマダガスカルでの流行は同国内にペスト菌の巣を作り、それが現代にまでおよぶ患者発生の原因になっている。また、１８９９年には南米のアルゼンチンやパラグアイ、さらに１９００年にはアメリカのサンフランシスコでペストの流行が始まった。サンフランシスコでは１９０６年に地震がおこり、その影響で衛生状態が悪化したため、ペストの流行が長期間にわたって続いた。この時に、郊外に棲息する齧歯類にも感染がおよび、アメリカ大陸に初のペスト菌の巣が形成される。また、第7章でも紹介したように日本にも１８９９年に上陸し、１９２６年までに２９００人以上の患者が発生した。

このように19世紀後半から20世紀初頭にかけて、欧米諸国の帝国主義政策が拡大する中、第3回のペストの世界流行が発生したわけである。しかし、この流行はヨーロッパにはほとんど波及しなかった。

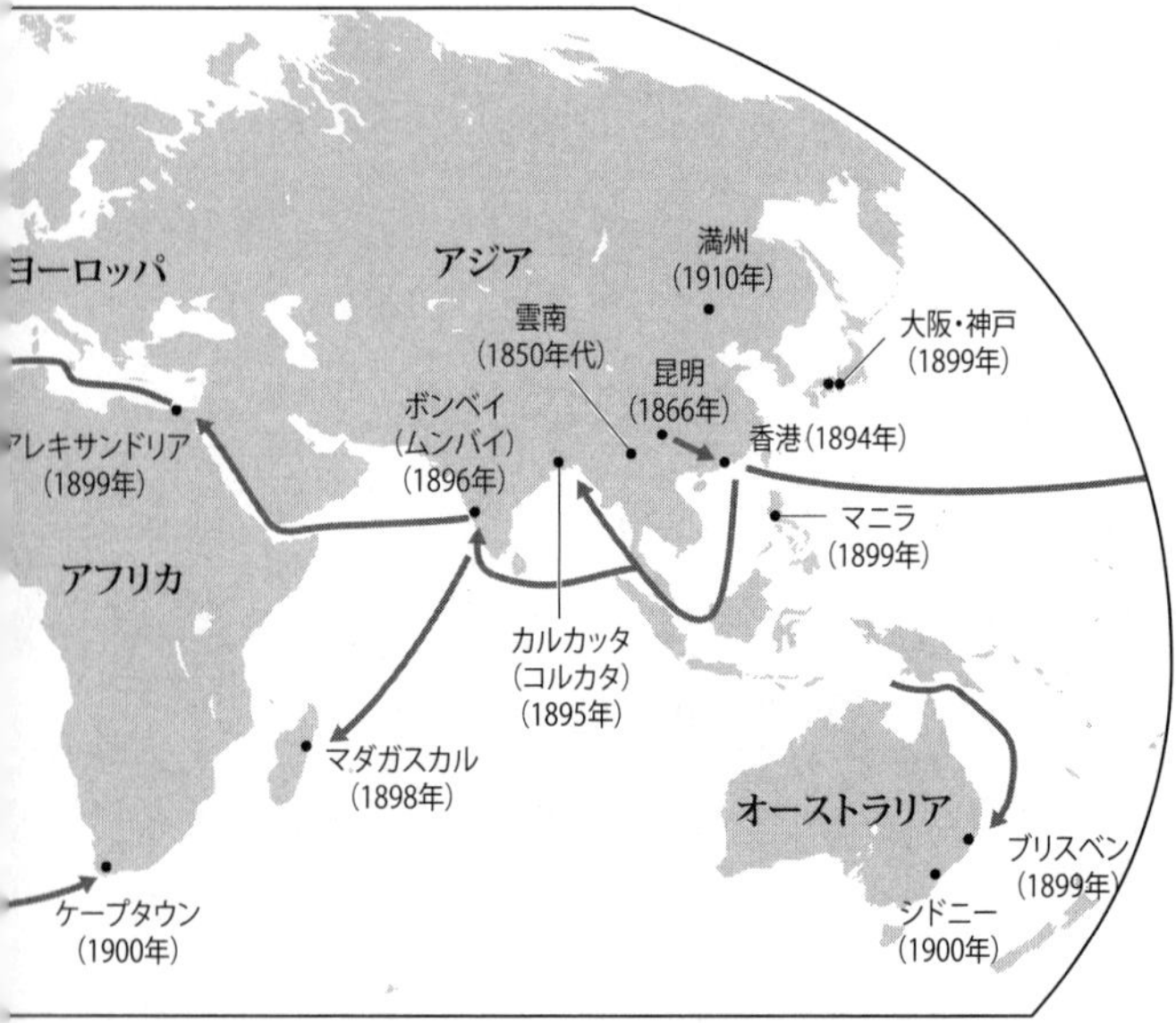

4　瘴気説の敗北

この第3回のペスト流行を契機として、1894年にフランスのエルサンと日本の北里柴三郎がペスト菌を発見した。また、1898年にフランスのシモンはペスト菌がノミにより媒介されることを解明している。こうしたペストの原因解明は19世紀後半からの微生物学の発展によるものだった。

14世紀のペスト流行時に、

図12 ペストの第3回世界流行（上陸地点と上陸年）

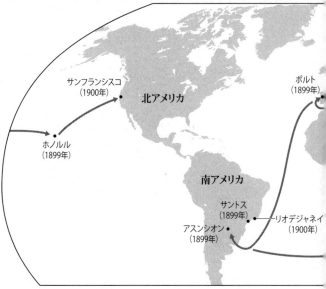

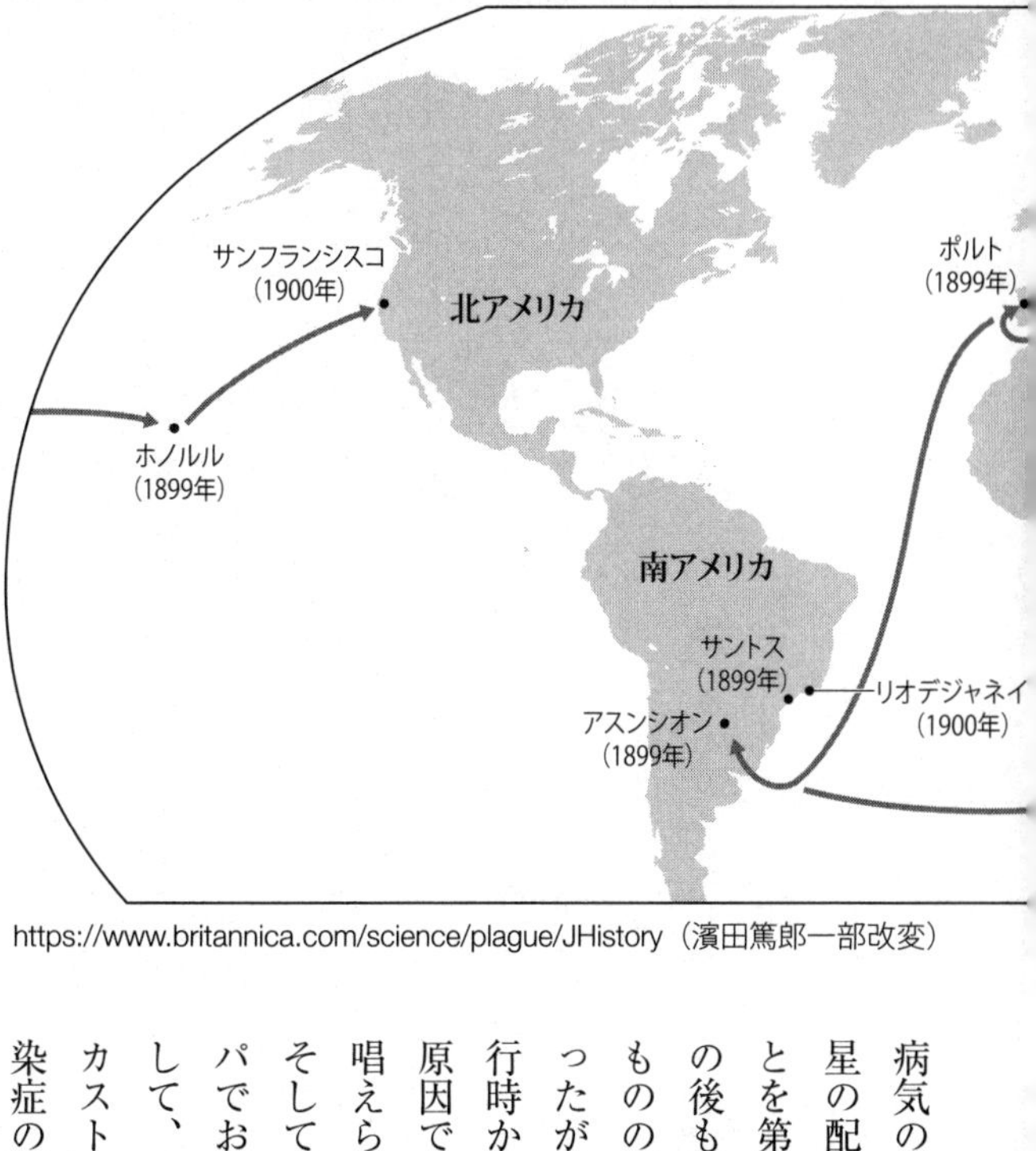

https://www.britannica.com/science/plague/JHistory（濱田篤郎一部改変）

病気の原因として瘴気説や星の配置説が有力だったことを第6章で紹介した。その後も瘴気説は感染症そのものの原因として主流であったが、14世紀のペスト流行時から、患者との接触が原因であるとする接触説も唱えられるようになった。そして、16世紀にヨーロッパでおきた梅毒の流行に際して、イタリアの医師フラカストロが、梅毒などの感染症の原因は患者との接触であると強く主張し、瘴気説と接触説が対立することになる。

19世紀前半に起きたコレラの世界流行にあたっても瘴気説は有力で、下水道などから湧き上がる臭い空気がコレラの原因と考える人は多かった。現代を生きる私たちは、下水道を流れる病原体が原因であることを知っているわけだが、真実に少しずつ近づいてきたようだ。

そして19世紀後半にフランスのパスツールと、ドイツのコッホにより真実が明らかになる。パスツールはそれまでの接触説を発展させた形で、感染症が微生物によっておこるという説を提唱した。感染症の患者と接触することなどで微生物が体内に侵入し、感染症にかかるという理論である。19世紀前半には精度の高い顕微鏡が開発されており、数々の微生物が発見されていた。この理論に基づいて、1876年にコッホは炭疽病の原因となる炭疽菌を発見する。さらに、コッホは結核やコレラの患者からもその原因となる細菌を発見することに成功した。そして、この細菌を動物に接種することで、人間におこるのと同様の感染症がおこることを証明した。ここに古くから感染症の原因として提唱されていた瘴気説は敗北し、微生物により感染症がおきることが判明する。

こうして微生物学が発展する中で、ペストの第3回世界流行がおこり、その渦中の香港で、1894年にエルサンと北里柴三郎がペスト患者からペスト菌を分離したのである。また、フランスのシモンがインドのボンベイ（ムンバイ）で、ペストがノミに媒介されることを解明したのも、インドで流行が拡大した1898年だった。このようにペストの第3回世界流行は多くの犠牲者がでる一方で、この病気の真相を解明するのに、またとない機会を提供したのである。

5 治療法の開発

19世紀後半に感染症の原因が明らかになってくると、20世紀初頭にはその原因である病原体を殺す治療法が続々と開発されていく。

1910年にドイツ国立実験治療研究所の所長をしていたエールリッヒは、日本からの留学生の秦佐《はたさ》八郎《はちろう》とともに梅毒治療薬であるサルバルサンを開発した。これが合成薬として最初に製造された感染症の治療薬である。サルバルサンという名前は救世主（ドイツ語のSalvator）から名付けられており、まさに暗黒の感染症から人類を救う救世主のイメージがあった。

　1928年にはイギリスの細菌学者フレミングが青カビから分泌されている抗菌成分を発見し、これをペニシリンと名付けた。その後、1940年にオックスフォード大学のグループが、青カビからペニシリンを精製することに成功し、薬剤として大量生産が可能になる。早速、この薬は第二次大戦の戦場で使用され、多くの戦傷者の命を救った。

　さらに1944年にはアメリカのワックスマンがストレプトマイシンを発見する。これは放線菌という細菌が分泌する抗菌成分で、この時代に多くの人びとの命を奪っていた結核菌に大変効果があった。この功績でワックスマンは1952年にノーベル医学・生理学賞を受賞している。その後、ストレプトマイシンは結核菌だけでなく、多くの感染症にも効果があることが明らかになった。その一つがペスト菌である。この薬剤の登場により、ペストは死の病ではなく、治療可能な感染症になったのである。

　この後も新しい抗菌薬が続々と開発され、ペストの治療にもさまざまな薬剤が使用されるようになった。その一方で、最近になって多くの薬剤に耐性を持つペスト菌がマダガスカルなどで検出されており、まだ数は少ないものの、今後、十分な監視が必要な状況にある。

6　現代のペスト

19世紀末から始まったペストの第3回世界流行は今も続いている。この流行にともなって世界各地に拡大したペスト菌の巣を中心に、小規模な流行が毎年のようにおきている。

ベトナムにもペスト菌の巣が形成されていた。ベトナム戦争の時には毎年5000人近くの患者が発生し、アメリカ軍が撤退する一因にもなった。また、アメリカ本国にも南部のニューメキシコ州やテキサス州にペスト菌の巣があり、1965年にはこの地域のインディアン居留区で患者が多発した。彼らにとって重要な蛋白源《たんぱく》であるプレーリードッグという齧歯類が、ペスト菌を保菌していたことが流行の原因だった。その後もアメリカでは現在に至るまで、毎年、ペスト患者が報告されている。

こうした現代のペスト流行として衝撃が走ったのは、1994年にインド西部にあるスラトで発生した流行である。この年の9月18日からスラトではヒンズー教の祭りが開催されており、その頃からこの町で肺炎の患者が数多く見られるようになっていた。そして、こうした肺炎患者の喀痰《かくたん》からペスト菌が検出されたのである。つまり、スラトの町中で肺ペストの患者が発生したことを意味していた。

9月25日にはWHOがスラトで肺ペストが流行していることを正式に発表する。これ以降、この町から多くの住民が避難を始めただけでなく、近隣のアジア諸国は、インドからの航空機や船舶の入国を禁止する措置をとった。ペストという病名に人びとは14世紀のペスト流行を連想し、それがインド国内だけでなく周辺諸国にもパニックを生じさせたのである。

当時、インドには数多くの日本企業が進出を開始しており、こうした企業でも日本人駐在員の退避を行った。さらに日本の空港では、インドからの航空機の乗客の検疫体制に関して、大きな混乱が生じていた。この時代、日本国内にペスト患者の診察をした医師はいなかったし、ペストが航空機で運ばれてくる状況も想定していなかったのである。

その後、スラトでのペストの流行はインド国外に波及することなく、10月末には鎮静化する。最終的には876人の患者が発生し、54人が死亡するという被害になった。こうした現地の模様はテレビなどでたびたび報道され、それを見た人びとは、現代社会でもペストが蔓延したことに強い恐怖を感じた。

2017年8月にはマダガスカルでペストの比較的大きな流行が発生している。この国では毎年、山岳地帯を中心にペスト患者が散発していたが、この年は首都のアンタナナリボでも多くの患者が発生した。さらにこの町では、同年9月下旬にバスケットボールの国際大会が開催されており、それに参加していた外国人選手がペストで死亡したのである。このニュースに周辺諸国では、マダガスカルから入国する旅行者の検疫を強化する措置がとられた。この時も最終的に流行が国外に波及することはなかったが、8月から11月までに597人の患者が発生し、55人が死亡した。このうち418人が肺ペストと診断されており、人から人への飛沫感染も発生していたようだ。

そして、つい最近の出来事として、2019年11月、中国・北京の病院に肺ペストの患者2名が入院したという報道が流れた。どちらの患者も中国北部の内モンゴル自治区の住民であり、そこで発病し、肺ペストをおこしていたため、医療体制の整った北京の病院に搬送されたのである。内モンゴル自治区にもペスト菌の巣があり、毎年のようにペスト患者が発生している。いわば、よくある事例だったが、肺ペストの患者が北京の病院に入院したという報道に、中国国内だけでなく日本にも衝撃が走った。

なお、この中国・北京での肺ペスト患者入院の翌月に、武漢で新型コロナウイルスの流行が発生している。ひょっとすると、11月の時点で中国保健当局は、国内での原因不明の肺炎流行に神経をとがらせていたのかもしれない。

7　現代社会でペストは大流行しない

このように、ペストという病名を聞くだけで、私たちは無意識のうちに恐怖感を覚える。これは14世紀におきたペスト流行のトラウマが今でも残っているからなのである。

それでは、今後、14世紀のようなペストの大流行がおこる可能性はあるのか。筆者はその可能性は低いと考える。

ペストの流行自体は、ペスト菌の巣が存在し続ける限り、地球上から消え去ることはないだろう。私たちは天然痘という感染症を1977年に撲滅することができた。これは天然痘に有効なワクチンがあるとともに、天然痘のウイルスが人にしか感染しないためである。すなわち、ワクチンで人に抵抗力をつける方法で天然痘は撲滅できた。ペストにもワクチンは開発されているが、あまり有効なものではない。今後、有効なワクチンが開発されたとしても、ペストはもともと齧歯類の感染症であり、ペスト菌を保有する齧歯類を根絶しない限り、この病気を地球上からなくすことはできないだろう。しかし、流行を最小限に抑えることは可能なのだ。

まず、ペストは細菌だけに抗菌薬により治療することができる。近年、薬剤耐性のペスト菌が出現していることは事実であるが、まだ、その数は少ない。さらに、ネズミの駆除や、ノミやシラミが発生しないような衛生環境の整備により、たとえ流行が発生しても拡大抑制を図ることができる。これに加えて、14世紀の流行で私たちが習得した患者の隔離や検疫という方法により、早期に流行を封じ込めるのは難しいことではない。

こうした状況を知っていれば、現代社会でペストの流行が発生しても、あまり恐れる必要はないだろう。たとえてみれば、ペストは飼いならされた猛獣ということもできる。

むしろ筆者が注意すべきと考えるのは、最近になり世界各地で流行しているウイルス感染症である。その最たるものが、2019年に中国で発生した新型コロナウイルスの流行といえるだろう。そこで、最後の章では、14世紀のペスト流行から得られた経験をもとに、新型コロナウイルスの流行や今後の感染症流行への対処法を解説する。

第9章
新型コロナウイルス対策への福音

1　14世紀のペスト流行から得られる情報

本書では人類史上最悪の感染症とされる14世紀のペストの流行を紹介してきた。この感染症の流行で人類は滅亡の危機に瀕したわけだが、なぜ、そのような事態が生じたのか。そして、その危機から人類はどのように脱することができたのか。こうした点を最新の医学情報をもとに解明してきた。

そして、時はまさに「現代のペスト」を彷彿《ほうふつ》とさせる新型コロナウイルス流行の渦中にある。「はじめに」でも述べたように本書を出版した大きな目的は、14世紀のペスト流行から得られる知識を、新型コロナウイルスの流行対策に役立たせることにあった。

今回の新型コロナウイルスの流行にあたっては、全世界で多くの人的かつ経済的な被害が生じているが、それ以上の被害が生じた14世紀のペスト流行の経験から、私たちは今回の流行を克服するための多くの対策を学ぶことができる。事実、今回の流行ですでに実践されている隔離や検疫といった対策は、このペスト流行時に考案されたものだった。

そこで、最終章では新型コロナウイルスの流行の原因や対策について、14世紀のペスト流行と関連づけながら解説していくことにする。なお、本書は2020年6月中旬に執筆されており、その時点での新型コロナウイルスに関する情報であることをご了承いただきたい。

2 新型コロナvs.ペスト

まずは、新型コロナウイルス感染症の病像を現在の知見でまとめておこう。WHOは新型コロナウイルス感染症を「COVID－19」（コビッド19）と呼んでいる。2019年におきたコロナウイルスの感染症という意味である。病原体は新種のコロナウイルスで、重症急性呼吸器症候群（SARS）をおこすコロナウイルスに構造がよく似ているため、ウイルス名は「SARS－CoV－2」と命名された。

このウイルスが感染して発病するまでの潜伏期間は1〜14日とされており、平均5日ほどである。症状としては最初に発熱、全身倦怠感、咳や痰などの呼吸器症状が出現する。この時に味覚障害や消化器症状（嘔気・嘔吐、下痢など）をおこす患者もいる。この状態が4日ほど続いて、8割近くの患者はそのまま回復するが、2割がこの後に肺炎をおこし重症化する。呼吸困難などの症状がおこり、人工呼吸器の装着が必要になるケースもある。そして、およそ2%の患者が死亡する。

新型コロナウイルスは患者の上気道（鼻腔や咽喉）や下気道（肺）で増殖する。このため、感染経路は患者からの飛沫感染で、患者が咳やクシャミをした時に飛散するウイルスを吸い込んだり、あるいは机などに付着したウイルスを手で鼻や口に運んだりして感染する。これは肺ペストの感染経路と同様である。

新型コロナウイルスの感染力はというと、1人の患者から2~3人に拡大すると考えられており、インフルエンザとほぼ同じである。ただし、新型コロナの患者は発病する2日前から感染をおこすため、主に発病後に感染するインフルエンザよりも感染力は強いといえる。ペストと比較すると、ノミに媒介される場合は新型コロナウイルスの方が感染力は強いが、肺ペストの患者からの飛沫感染では、新型コロナウイルスとほぼ同じになる。これが14世紀のペストのようにシラミに媒介されていれば、新型コロナウイルスよりも感染力は強いはずだ。

ではは毒性はどうか。COVID-19の致死率は約2%とされている。これは、中国で2

020年2月までに発生した約7万人の患者を集計した結果である。インフルエンザの致死率は0・05％以下であるから、その40倍以上の強さになる。また、イタリアやスペインで見られたような医療崩壊がおきてしまうと、致死率は10％以上に達する。一方、ペストには抗菌薬が有効なので、腺ペストの場合、早期に抗菌薬で治療すれば多くは治癒する。しかし、治療薬のない14世紀の時代には、腺ペストで半分以上、肺ペストではほぼ100％が死亡していた。

このようにCOVID－19と14世紀のペストを比較すると、感染力はCOVID－19の方がやや強いが、14世紀のペストのようにシラミで人から人への感染がおきれば、感染力はペストの方が強くなる。毒性は中世という治療法のない時代で比較すれば、ペストの方が圧倒的に強い。このように14世紀のペストは、感染力、毒性いずれをとってもCOVID－19を超えるパワーがあった。だからこそ人類は滅亡の危機に瀕したのである。それに比べればCOVID－19の流行は、そこまでの被害に至る状況にはない。

3 新型コロナの流行に見えるペスト流行の影

読者の皆さんも、ＣＯＶＩＤ－19が人類滅亡の危機を招くとは思っていないだろう。しかし、病原体という目に見えない微生物によっておこる病気に、私たちは大いなる不安を感じる。さらに、ＣＯＶＩＤ－19には効果の証明された薬剤が少なく、発病すると１００人に２人は亡くなるというのだ。医療崩壊がおこれば、それは10人に１人の割合になる。インフルエンザより強い感染力で、それの40倍以上の致死率の感染症が蔓延しているとなれば、誰しもが不安になっても仕方のないことである。

そんなＣＯＶＩＤ－19流行の状況をテレビの報道などで見ていると、14世紀のペスト流行を彷彿とさせる場面に遭遇することが多い。たとえば米国のニューヨーク州では２０２０年４月に死亡者数が急増し、遺体を墓地に埋葬することも困難になってきた。そこで、沖合にある島に大きな穴を掘り、そこに集団で埋葬するという対応がとられた。こうした集団埋葬は14世紀のペスト流行時にも盛んに行われており、７００年前の光景が繰り返されたわけである。イタリアでは多くの聖職者が亡くなり、町によっては葬儀のためのミサも行えなくなったという。こうした事態も14世紀のペスト流行時には頻繁に見られた。

さらに今回の流行で人びととの不安は特定な集団への差別や迫害を招いた。たとえば、ヨーロッパではアジア系の人びとが暴力を受ける事件が頻発した。日本でも医療従事者への差別ともとれる行動が続出した。これは、14世紀のペスト流行でユダヤ人が迫害を受けたのと同じような行為ではないかと思う。感染症という目に見えぬ敵が流行する中、人びとは不安の矛先をスケープゴートに向けることが多くなる。

このように感染症の流行にともなう人びとの行動や心理状態は、700年の時を経ても大きく変化はしていなかった。そして、本書の中でも何回か紹介したように、今回の流行を制圧するのに用いた隔離、検疫、都市封鎖といった対策も、14世紀のペスト流行時に用いられたものだった。19世紀後半の微生物学の発展にともなう抗菌薬やワクチンといった医療技術は、多くの感染症の撲滅に貢献した。しかし、新型コロナウイルスは未知の病原体であるため、そうした先端技術が使えない。そこで今回の流行では、14世紀のペスト流行時に当時の人びとが絶滅の危機の中から生み出した対策を用いたのである。

4　ウイルス感染症の恐ろしさ

では、ＣＯＶＩＤ－19の流行が、人類絶滅の危機にまで至ることは本当にないのだろうか。私は今回の流行ではないが、近い将来、そのような事態をおこすウイルス感染症が流行しうると考える。それを説明するために、20世紀後半からおきているウイルスの不気味な動きを紹介しよう。

ウイルスは遺伝子とそれを包む膜で構成された病原体で、自分で増殖することができない。必ず宿主の細胞に感染し、そこで細胞のエネルギーなどを借りて増殖する。ペスト菌などの細菌は自分で増殖することができるため、細胞に感染せずに自由に暮らす種類も多いが、ウイルスは感染することを運命づけられた病原体なのだ。

ウイルスの存在は20世紀初頭までに明らかにされていたが、治療法は20世紀後半までほとんど見つかっていなかった。この状況に変化がおきるのが１９８０年代のエイズの流行だった。

エイズはヒト免疫不全ウイルス（エイズウイルス）による感染症で、もともとはアフリカのサルの間で流行していた。これが２００年ほど前にヒトの間で流行するようになり、やがてアフリカから全世界に拡大していった。エイズの正体が明らかになるのは、１９８０年代に米国で患者数が急増してからで、原因となるウイルスは１９８３年に発見されたが、当時、患者のほぼ１００％が死亡した。このため、欧米諸国でエイズ治療薬の開発が急速に進み、その結果、現在、エイズは根治はしないものの、死の病ではなくなっている。このエイズ治療薬の研究にともなって、エイズ以外のウイルス感染症にも効果のある薬剤が次々に開発されていった。ただし、それはウイルス感染症にとってまだ一部である。

このように治療法がいまだに確立されていないウイルス感染症が、20世紀後半から世界各地で続々と流行をおこしていた（図13）。今考えれば、それは今回の新型コロナウイルス流行の予兆ともいえるものだった。

この予兆が始まる１９７０年代に、私たちには感染症を撲滅できるという幻想を抱いていた時期がある。19世紀後半の微生物学の急速な進歩で、私たちはペストだけでなく多くの感染症を克服することに成功した。この感染症征服という幻想は１９７７年の天然痘根絶で頂点に達し、１９７８年には国連で「２０００年までに感染症は人類の健康上の主要

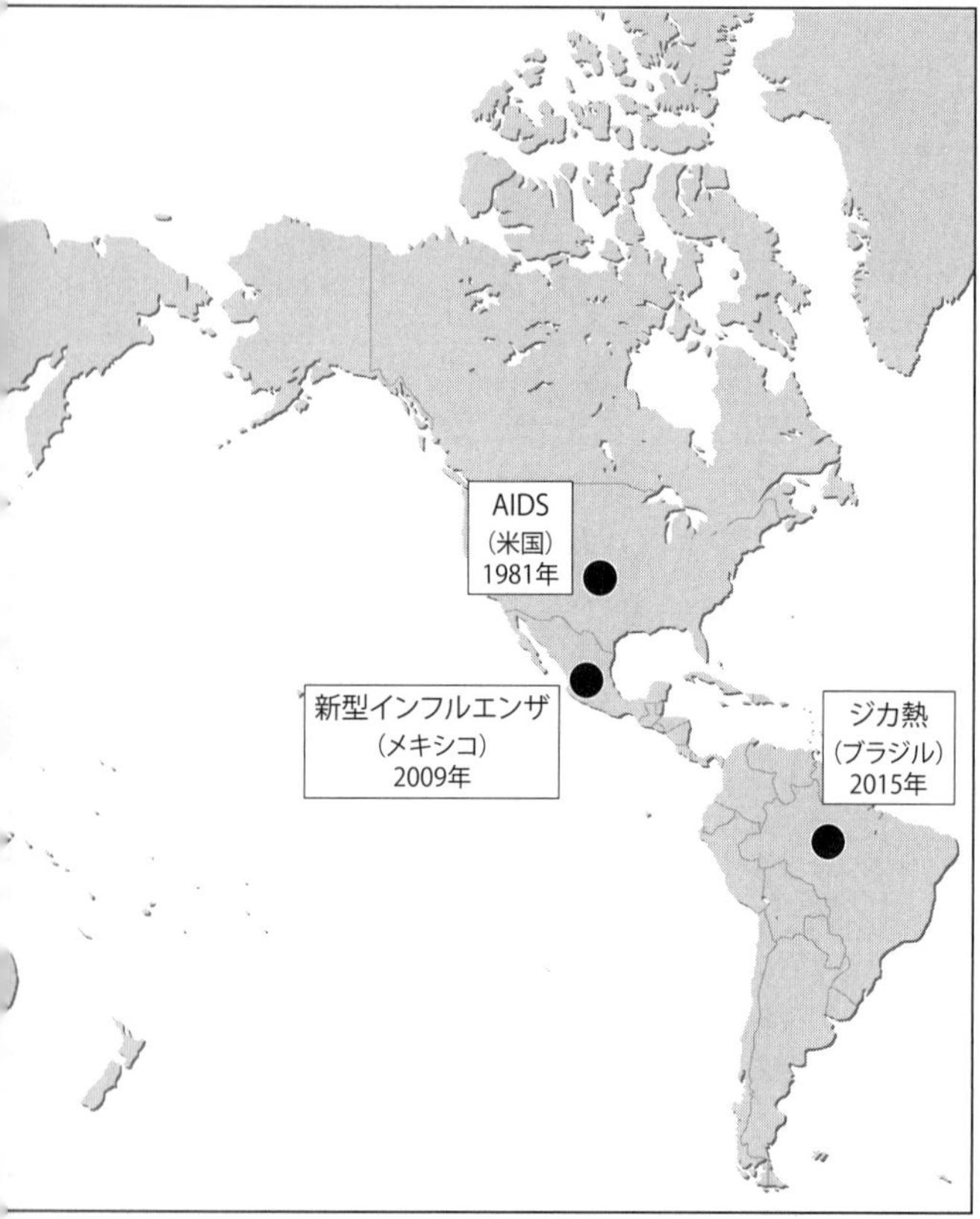
AIDS
（米国）
1981年
新型インフルエンザ
（メキシコ）
2009年
ジカ熱
（ブラジル）
2015年

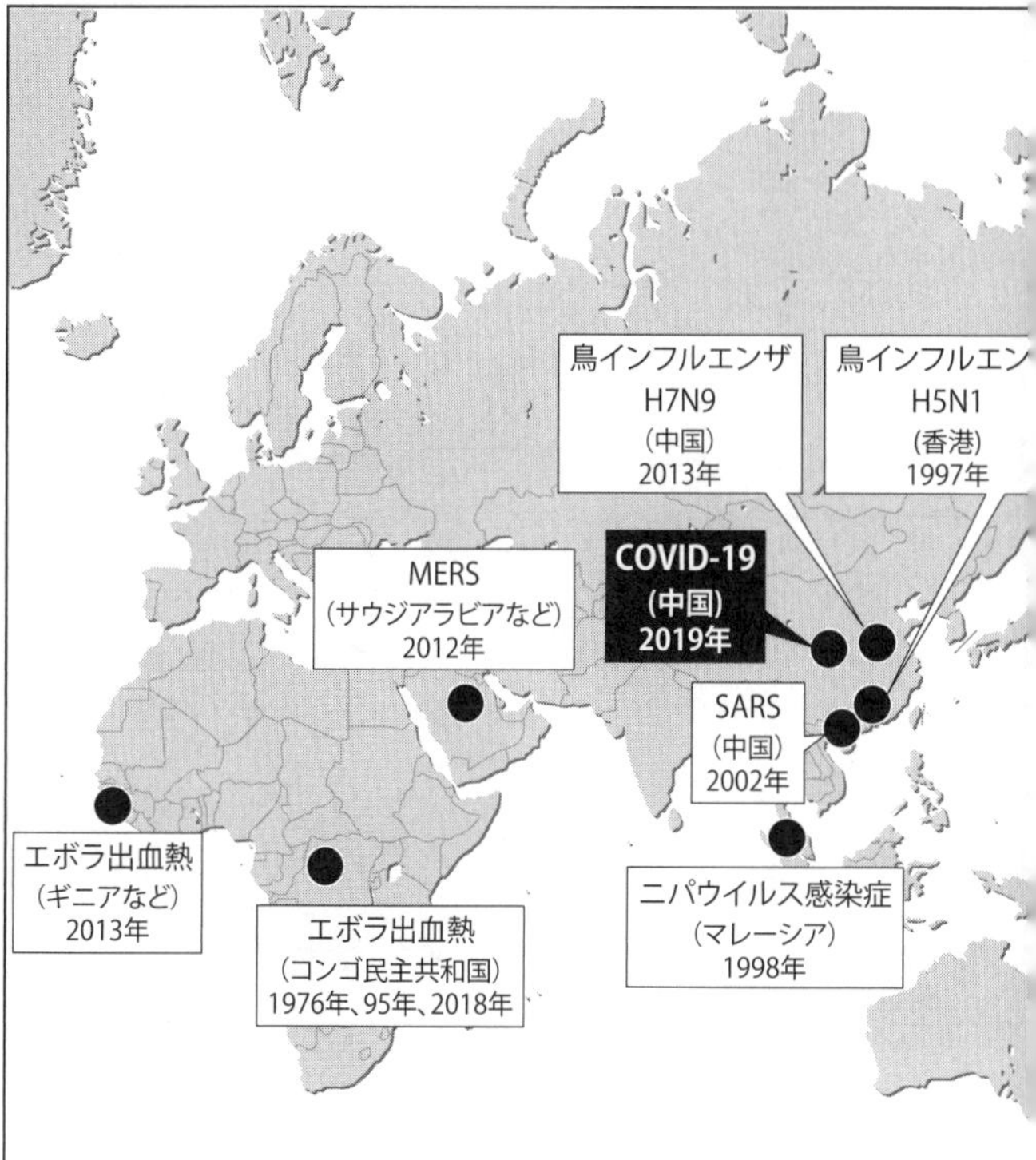

図13 最近の新しいウイルス感染症の発生
（年は流行が始まった時期）

濱田篤郎作成

な脅威ではなくなる」という声明まで発表された。

しかし、この声明が発せられる直前の1976年に、アフリカ中央部のコンゴ民主共和国（当時ザイール共和国）でエボラ出血熱という、新しいウイルス感染症が産声を上げていた。

5　新しいウイルス感染症発生の連鎖

この病気はエボラウイルスという新種のウイルスによっておこる。1976年にコンゴ民主共和国でおきた流行では318人の患者が発生し、そのうち280人が死亡した。さらに、1995年にもエボラ出血熱の流行が再燃し、この時の患者数は375人で、296人が死亡する事態になった。

この流行がおきた時、米国ではダスティン・ホフマンが主演する、「アウトブレイク」という映画が公開されていた。この映画はエボラ出血熱の再来を描いたストーリーで、時を同じくしておきた実際の流行に、私たちは薄気味の悪さを感じたものだ。さらに、2013年には西アフリカのギニアやリベリアで、エボラ出血熱の大流行が発生する。この流行は都市部にも波及し、患者数が2万8000人以上、死亡者数も1万人を超えるという桁違いの被害規模になった。

東南アジアでも異変がおきていた。1998年9月にマレーシアのクアラルンプル北方にあるイポーという町で脳炎患者が多発し、患者からニパウイルスという新種のウイルスが分離される。患者数は翌年までに300人近くに達し7割が死亡したが、他国に波及することなく鎮静化していった。

そして2002年11月には、中国南部で重症急性呼吸器症候群（SARS）の流行が発生する。この経緯は、本書の「はじめに」でも紹介したが、COVID-19と同様に新型のコロナウイルスが原因だった。SARSの流行は2003年8月に終息するまでに、世界32カ国に拡大して約8000人の患者を生じ、その1割近くが死亡するという大きな被害をおこした。

さらに、2012年には中東のサウジアラビアなどで、中東呼吸器症候群（MERS）の流行が発生する。この感染症も新種のコロナウイルスが原因で、SARSほど感染しやすくはないが、2015年には韓国に持ち込まれて186人の患者（38人死亡）が発生した。MERSの流行は現在も中東で散発しており、今までに2500人以上の患者が確認され、このうち3割以上が死亡している。

6　新たな土地開発がおこした感染

このように20世紀後半から世界各地で新種のウイルスによる感染症が続発しており、今回の新型コロナウイルスの流行もその連鎖の果てにおきた出来事と考えることができる。そして、これらのウイルス感染症に共通するのが、動物の病原体が人に感染して流行をおこしたという点である。

たとえばエボラウイルスは、コウモリが保有していたウイルスであることが明らかになっている。このコウモリに人が接触したり、あるいはコウモリに接触した動物を介したりして、人の感染がおきた。ニパウイルスも同様で、このウイルスもコウモリが保有していた。さらにSARSウイルスも然《しか》りである。もともとはコウモリが保有するウイルスで、それがハクビシンなどの小動物を介して人の感染がおきた。MERSウイルスはラクダに接触して感染するが、もともとはコウモリのウイルスと考えられている。そして、今回の新型コロナウイルスもコウモリが保有するウイルスが、小動物を介して人に感染したとされている。

いずれのウイルスもコウモリが保有していた点は大変興味深いが、さらに大事なのは、こうしたコウモリや仲介する小動物が、本来ならば人が接しないような奥地に棲息していたと推定される点だ。20世紀後半、アジアやアフリカ諸国では、経済発展にともなって奥地への開発が進んでいった。そこで新たな動物に遭遇し、同時にその動物が保有していた未知のウイルスに感染したのである。新型コロナウイルスの流行も同様な経路で人への感染がおきたと考えられている。

なお、今回の新型コロナウイルス流行の発端として、米国政府などは中国・武漢のウイルス研究所で扱っていたウイルスが流出した可能性を指摘している。しかし、WHOは2020年4月23日、このウイルスが研究所由来のものではなく、野生動物に由来する可能性が高いと発表した。いずれにしても、この件については今後の調査結果を待つ必要がある。

動物から人へのウイルス感染が成立すると、次は人から人へと感染が拡大する。エボラウイルスは血液や体液を介する感染のため、人から人への感染力はあまり強くない。ニパウイルスも人から人への感染はおきにくい。しかし、SARSウイルス、MERSウイルス、そして今回の新型コロナウイルスはいずれも飛沫感染するため、人への感染がおこると、周囲の人へ感染が拡大しやすくなる。これは肺ペストの感染経路と同様である。ただし、MERSウイルスはあまり感染力が強くないため、流行が中東地域に限局している。韓国で患者数が増加したのは、院内感染などで流行が拡大したためと考えられている。その一方で、SARSウイルスと新型コロナウイルスは感染力が強いため、急速に拡大をしたのである。

7　グローバル化という増幅因子

今までも人類の歴史の中で、動物から人に未知の病原体が感染し、それが局地的な流行をおこしたことは何度かあったはずだ。ただ、その流行が局地的であったために気づかれることなく終息した可能性が高い。しかし、最近の航空機旅行による人の移動の高速化により、局地的におきた流行であっても、それが短期間のうちに世界中に拡散するようになった。

さらに、社会のグローバル化が最近20年間で大きく進んだ。ＳＡＲＳが流行した２００２〜03年に比べて、現在の国際間を動く人の数は倍近くに増大している。ＣＯＶＩＤ－19の流行が、ＳＡＲＳの流行に比べて急速かつ大規模に拡大した要因には、社会のグローバル化により多くの人びとが国際間を移動していることが影響している。現在、私たちは多くの社会分野のグローバル化を成し遂げ、その恩恵のもとに生活している。その一方で、グローバル化社会はＣＯＶＩＤ－19の大流行という弊害を生じたのである。

今回の新型コロナウイルスは、現時点では感染力は強いが毒性はあまり強くない。このため、ＷＨＯや各国政府による強力な対策で流行の拡大を抑え、その間にワクチンを開発すれば、流行の終息を図ることができるだろう。

しかし、アジアやアフリカでの土地開発や、グローバル化による多くの人の移動が今後も続くとすれば、次々に新しいウイルス感染症の流行がおきることは十分に予想できる。こうした新しいウイルス感染症がすべてうまくコントロールできるとは限らない。14世紀のペストのように、人類滅亡の危機に至ることも可能性として考えておかなければならないのである。

8　14世紀と現代社会に共通する点

現代社会に見られる土地開発の進展やグローバル化という現象は、14世紀にペストが流行する時にも見られていた。

第5章で述べたように、ヨーロッパでは11世紀以降に外敵の侵入が止まり、人口が増加してくると、新たな土地の開発が進んでいった。西欧では町の周囲に農地が広がり、東欧では森を切り開いて植民が行われた。また、14世紀はヨーロッパ各地で都市が発展し、その結果、都市の衛生状態の悪化を招いた。ペストを媒介するネズミやノミ、シラミが増えたのもこのためである。

さらに、この時代はモンゴル帝国がユーラシア大陸を支配しており、有史以来最大のグローバル化が達成されていた。第4章でも述べたように、14世紀初頭は東西の交流がモンゴル帝国初期よりは衰えていたが、北にある草原の道や海のシルクロードを介して、東西の交流はある程度活発だったと考えられる。さらに、ヨーロッパ域内の交通網も14世紀までに整備され、人の移動が活発になっていた。この交通網の発達が、ヨーロッパでのペストの流行拡大に大きな役割を果たした。

こうした14世紀のヨーロッパで見られた開発の進展や交通網の発達といった社会現象は、現代社会でもおきており、それが新たなウイルス感染症が続発する原因にもなっている。ここで私たちが油断をしていると、14世紀のペストの流行で経験したような甚大な被害が生じる可能性も十分にある。

それでは、私たちがCOVID－19を含めた新たなウイルス感染症に立ち向かうには、どのような点に注意したらいいのだろうか。その答えは、14世紀のペスト流行を克服した人びとの行動を振り返ってみることである。

9 14世紀のペスト流行から得られる戦略

第6章では、14世紀の人びとがペストによる人類滅亡の危機をどのように回避したかを紹介した。

一つ目は、ペスト患者を隔離することで流行の拡大を抑えた方法である。

二つ目は、ヨーロッパの流行初期にミラノがとったような都市封鎖である。

三つ目は、入港する船を一定期間、沖合の島に係留させ、ペスト患者の発生がないことを確認してから上陸させるという検疫である。
そして四つ目。これは当時の人びとは気づかなかっただろうが、流行にともなって多くの住民がペスト菌に対する免疫を持ったことである。

こうした当時の方法を現代的に解釈し、新たなウイルス感染症に立ち向かう戦略を提示してみよう。

まず、現代医学で感染症の流行を予防するための最も効果的な方法はワクチンの接種である。14世紀のペストでは流行が拡大した結果として集団が免疫状態になったが、現代では流行が拡大する前にワクチン接種により、集団を免疫状態にすることができる。たとえば、冬の季節にインフルエンザワクチンの接種を受けるのは、個人がこの病気を予防するためだけでなく、集団が免疫状態になることで、流行を防ぐ効果もある。私たちが天然痘という病気を地球上から根絶できたのも、ワクチン接種で集団が免疫状態になったからである。

ＣＯＶＩＤ－19の流行にあたっても、ワクチンが開発されることで流行が終息すると考えられている。ただし、新しい病原体へのワクチン開発には1年以上の時間がかかる。これはワクチンの有効性とともに安全性を確認するためである。今までに、いかなる種類のコロナウイルスにも有効なワクチンは開発されてないだけに、それが流通するまでにはかなりの時間がかかるだろう。

２００９年4月にメキシコで豚インフルエンザの流行がおこり、それが瞬く間に新型インフルエンザとして世界流行をおこした。この時にワクチンが流通したのは２００９年10月頃で、新しいウイルスが流行してから半年だった。しかし、これは例外的な速さである。なぜなら、新型インフルエンザに対するワクチンは、流行前からある程度の準備がされているからだ。これが未知のウイルスの場合は、さらに長期の開発期間が必要になる。今後も未知のウイルスの流行が予想されるのなら、新型インフルエンザと同様に、早期にワクチンを開発する準備をしておくことも検討しなければならない。

このように、ワクチンが開発されるまでには一定の時間を要するため、それまでの時間稼ぎが必要になる。その方法が14世紀のペスト流行時にも効果のあった、患者の隔離、検疫、都市封鎖といった対策である。こうした古典的な方法で流行を完全に抑えることは難しいが、流行の拡大を遅らせ、被害をできるだけ抑えることができる。このような理由で、COVID－19の流行でも700年も前の対策がとられたのである。

こうした14世紀以来の古典的な対策に加えて、ウイルスへの治療薬が開発できれば、それで人的被害を少なくすることができる。COVID－19についても、抗インフルエンザ薬のファビピラビル（アビガン）やエボラ出血熱の治療薬であるレムデシビルなどが使用され、一定の効果が確認されている。

14世紀のペスト流行が生み出した古典的な対策で、まずは流行を抑制し、治療薬やワクチンといった現代の先端医療技術で流行を終息に導くという戦略。これこそがCOVID－19を含めた、新たなウイルス感染症への対策になるだろう。

10　新たな感染症の根本的対策は

先に述べたように、COVID－19などの新しいウイルス感染症の流行が連鎖している背景には、20世紀後半から加速してきたアジアやアフリカなどでの新たな土地の開発があげられる。こうした動きを規制していくことが、根本的な感染症対策になるだろう。このためには、国連などの国際機関が中心になって、新たな土地開発を行う際のガイドラインなどを作成することを検討しなければならない。またWHOや各国の保健当局が、今まで以上に感染症の発生を監視するシステムを構築する必要がある。

一方、グローバル化の進展も流行の原因にあるわけだが、現代社会でこの動きを止めることは難しい。むしろこの動きを活用する方法を考えてみてもいいだろう。たとえば、多摩大学学長の寺島実郎氏らは、グローバル化にともなう気候変動や感染症流行への対策を行うための財源として国際連帯税を提唱している。国境を越えて展開される経済活動に課税するという考え方で、これは世界各国でも検討されている。こうした税制を財源として、今後の感染症対策にあてることは大変に有効であると考える。

ところで、私たちは今回のCOVID-19の流行対策として、現代社会ならではの先端技術も活用した。それはインターネットの普及による最新の通信技術である。この技術を用いることで、流行情報や病原体の情報が瞬時に世界中に伝わるようになり、また、ネット上の会議システムなどを用いて、世界中の人びとが流行対策を討議し、研究成果を共有することが可能になった。また、通信技術の進歩により、在宅ワークやオンライン飲み会などを行い、人との直接接触を減らすこともできた。

その一方で、最新の通信技術に対して私たちは未熟であるため、誤った情報の流出や特定の人への誹謗《ひぼう》中傷行為など負の面も問題になった。こうした誤った情報が流出する問題を、WHOはインフォデミック（Infodemic）と呼んで警鐘を鳴らしている。今回の経験をもとに、私たちは感染症流行時の通信技術をより磨き上げ、さらに効果的な方法に育てていく必要があるだろう。現代の感染症流行を制圧するための手段として、最新の通信技術はワクチンに匹敵するほどの切り札になっている。

このように、14世紀の古典的な手法を基礎にして、現代の科学技術を結集すれば、感染症による人類滅亡の危機は比較的容易に回避できる時代なのだ。

11 なぜ病原体は人類を襲うのか

本書では14世紀のペスト流行の状況を紹介するとともに、人類滅亡の危機に瀕した原因や、当時の人びとがその危機をどのように脱したかを解説してきた。また、その教訓からCOVID-19など現代の感染症にどのように対峙《たいじ》するかも提示してきた。

最後に、こうした感染症の大流行がなぜおこるのかについて、病原体と人類の闘いという観点から述べてみたい。

人類はその誕生以来、病原体との闘いを繰り返してきた。とくに1万年前に農耕生活を営むようになると人口密度が増加し、麻疹や天然痘などの流行が繰り返された。また、家畜を飼育することで、結核など動物の病原体がヒトの間で流行するようになった。

やがて古代から中世になり、地球上にヨーロッパ、インド、中国と3つの文明社会が確立されてくると、各社会の交流をきっかけとした世界的な感染症の流行（パンデミック）が発生する。6世紀、東ローマ帝国を中心におきたペストの第1回流行は、その最初の事例といえるだろう。そして、本書で解説した14世紀のペストの流行（第2回流行）も世界的な拡大となった。やがて、16世紀にアメリカ大陸が4番目の社会として加わると、旧大陸では梅毒の流行が、新大陸では天然痘の大流行がおきる。さらに、19世紀の帝国主義の時代には、インドの風土病だったコレラが世界流行をおこし、ペストの第3回世界流行も発生した。そして、20世紀初頭には、第一次大戦の最中にスペインインフルエンザが大流行し、4000万人が死亡するという事態になった。

このように感染症は長年にわたり、人類を悩まし続けてきたわけだが、地球上の生態系という観点から見ると、感染症は人類と病原体という2つの生物間における闘いである。病原体の中でもウイルスは生物とはいえないが、ここでは広い意味で生物として説明する。

人類は20万年前に誕生してから五大陸に拡散し、そこで生態系の頂点にのぼり詰めた。この時点で人類という生物種の数を調整できるのは、食料の枯渇か人類間の殺し合い、そして病原体との闘いである感染症だけになった。つまり生態系から見れば、病原体とは人類という生物の数を調整できる唯一の存在になったのである。病原体はこの役割を担うため、人類が農耕生活を始めた頃から、人類に感染症をおこすことで、その数を調整してきた。ただし、人類が絶滅してしまっては病原体にとっても不利なので、病原体は感染力と毒性を変化させながら人類と闘ってきた。しかし、この変化がきかずに病原体が暴走したのが14世紀のペスト流行だった。その結果、人類は滅亡の危機に瀕したのである。

こうした人類の数を調整するという病原体の役割を考えると、20世紀後半からの新たなウイルス感染症の多発も理解できる。本書の第1章に掲載した（図1）〔24頁〕をご覧になり、20世紀以降に注目していただきたい。人口が急激に増加しているのが分かるだろう。これには19世紀後半の微生物学の発展により感染症が減ったことが大きく影響している。すなわち、この時点で従来の病原体による人類の数の調整がきかなくなり、その結果、20世紀後半から新たな病原体（ウイルス）が人類に襲いかかってきたと考えることができる。人口が増えたため、奥地への開発が加速し、新たな病原体に接したのである。今回の新型コロナウイルスの流行も、生態系という観点から見ると、このように解釈することができるのではないだろうか。

繰り返すが、病原体にとって人類を絶滅に追い込むのは不利なので、14世紀のペスト流行のような事態は、そう簡単にはおきないだろう。しかし、これから先はわからない。人口の急激な増加が今後も続けば、新たなウイルス感染が人類を襲う頻度は増えてくるはずだ。その時に病原体が暴走を起こし、14世紀のような状況が再現される可能性はある。

本書の第1章で小松左京のＳＦ小説『復活の日』を紹介した。病原体が人類を滅亡寸前までに追い込むストーリーであるが、この小説の最後に大変興味深い一節がある。それは、人類がこのまま油断していると何がおきるかという予言だ。

「そこには種の滅亡という地球の長い歴史にとっては、ごくありふれたささやかなドラマがひかえている」（小松左京著　早川書房）

人類は誕生してからまだ20万年。地球の40億年の歴史からするとほんの一瞬である。人類史上で最悪の感染症流行だった14世紀のペストを、私たちの祖先は何とか乗り越え、人類滅亡の危機を脱した。このようなことが再び起こらないようにするため、当時の歴史を振り返りながら、現代の感染症に対峙することが必要なのである。

おわりに

筆者が14世紀のペストについて情報を集め始めたのは、今から4年ほど前のことだった。それまでも感染症の歴史については本を何冊か書いており、その時からペストについては大いに興味を持っていた。人類の歴史の中で感染症の流行が時代を動かしたことは何回もあるが、その中でとくに大きな影響をおよぼしたのが14世紀のペスト流行だった。そんな歴史的な流行について調べていくと、ここ10年くらいの間に新たな知見が数多く見つかっていることを知る。それは14世紀の遺体を用いた遺伝子研究であったり、シラミの媒介で感染力が増強したことを検証する研究などだった。

こうした新たな知見とともに14世紀のペスト流行を展望してみると、この流行は人類史上でも最悪の感染症だったことが明らかになってくる。それ故に、この流行で人類は滅亡の危機にまで瀕したのである。

筆者はこれらのデータを基にして2019年の年末までには、本書の8割以上を書き終えていた。残りは、この史上最悪の感染症流行の情報を、現代社会にどのように生かすかである。

それを考えている最中に、中国で新型コロナウイルスの流行が始まった。

この流行が始まった当初、筆者はそれがパンデミックにまで至るとは予想していなかった。テレビの報道番組などで今後の流行状況を聞かれた時も、「春までには終息するでしょう」という楽観的なコメントをすることが多かった。だが、未知のウイルスの流行は想定外のスピードで全世界に拡大していく。それは、14世紀のペストがヨーロッパで拡大した時のように。

その後もテレビの報道番組に出演する中で、筆者はスタジオのモニターを見ながら、直前まで書いていた14世紀のペスト流行の悲惨な光景が、新型コロナの流行として目の前に再現されていくのを感じた。そして、筆者はふと気づく。

未知のウイルスの流行であるなら、その対策の鍵は過去に大流行した感染症の歴史の中に潜んでいるはずだ。とくに14世紀のペストのような史上最悪の感染症流行の中に。それならば、ほぼ書き終えてあるペスト流行の原稿を、新型コロナ対策のために使えないかと。このような経緯で本書は出来上がった。

今回の新型コロナの流行が14世紀のペスト流行と重なる点は数々あるが、筆者がとりわけ感じたのは、人びとの悲しみや怒りなど心理的な面が、700年の時を経てもあまり変化していないことだった。

14世紀にブームとなった言葉に「メメント・モリ」（死を忘れるなかれ）というラテン語がある。ペストの流行時、人びとが死を身近に感じる中で広く使われた言葉である。今回の流行でも、志村けんさんや岡江久美子さんのような有名人の死が報じられるたびに、死を身近なものと感じた人は多いと思う。まさに今も「メメント・モリ」の時代なのだ。

こうした深い悲しみの中から14世紀の人びとは立ち上がり、中世から近世に歴史を動かしていった。今回の新型コロナ流行後にも、筆者は社会や文化に大きな変化がおこるものと予想している。

たとえば、流行期間中に行われた在宅勤務やＷＥＢ会議といった仕事スタイルは、利便性が認識され、流行が過ぎ去った後も盛んに行われるようになるだろう。また、欧米の握手やハグといった挨拶のスタイルは、非衛生的という理由で消えていくかもしれない。マスクが服装の一部として定着することも考えられる。

こうした流行後の変化の中で、筆者は、人と人とのつき合いがより疎遠になっていくことを警戒している。流行終息後も、家などに引きこもる人が増えたり、会食や旅行をする機会が減ったりすることは回避しなければならない。その一方で、通信機器の発達などポジティブな動きを期待することもできる。いずれにしても、今回の新型コロナの流行は、14世紀のペスト流行に匹敵するほどの、社会や文化の変化をもたらすはずだ。

今回の流行が終息するのは、ワクチンにより集団免疫が獲得できてからというのが大方の意見である。それまでには少なくとも1年近くの歳月がかかるだろう。その間に、私たちは新型コロナウイルスと共存しながら、流行による被害を最小限に抑えていかなければならない。読者の皆さんも、本書で紹介した14世紀のペスト流行情報を参考に、パンデミックの時代を生き抜いていただきたい。

新型コロナの流行は必ず終息する。その次に待っているのは新たなルネサンスの時代かもしれない。
最後に本書の出版にあたりご尽力いただいた朝日新聞出版の青木康晋社長、朝日新書編集部の田島正夫さんに心から感謝を申し上げる。

2020年6月

濱田篤郎

参考文献

全体

『疫病と世界史』W・H・マクニール著　佐々木昭夫訳　新潮社　1985年
『ペストの歴史』宮崎揚弘著　山川出版社　2015年
『ペストの文化誌』蔵持不三也著　朝日選書　1995年
『黒死病～ペストの中世史』ジョン・ケリー著　野中邦子訳　中央公論新社　2008年
『黒死病～疫病の社会史』ノーマン・F・カンター著　久保儀明、楢崎靖人訳　青土社　2002年
『ヨーロッパの黒死病』クラウス・ベルクドルト著　宮原啓子、渡辺芳子訳　国文社　1997年
『三大陸周遊記』イブン・バットゥータ著　前嶋信次訳　河出書房新社　1977年
『イブン・バットゥータと境域への旅』家島彦一著　名古屋大学出版会　2017年
『ペストとは』国立感染症研究所・細菌第一部　川端寛樹、石原朋子、大西真　2019年12月27日改訂
https://www.niid.go.jp/niid/ja/kansennohanashi/514-plague.html
Plague, WHO　Fact sheets　31, October 2017　https://www.who.int/news-room/fact-sheets/detail/plague
『世界の歴史3　中世ヨーロッパ』堀米庸三編　中公文庫　1974年
『世界の歴史5　西域とイスラム』岩村忍編　中公文庫　1975年
『世界の歴史6　宋と元』宮崎市定編　中公文庫　1975年

『日本の歴史9　南北朝の動乱』佐藤進一編　中公文庫　１９７４年

第1章・感染症による人類滅亡の危機

『デカメロン』ボッカッチョ著、柏熊達生訳　ちくま文庫　１９８７年
『カミュ著作集』第2巻　アルベール・カミュ著、宮崎嶺雄訳　新潮社　１９５８年

第2章・ペスト流行記

Biological warfare at the 1346 siege of Caffa, Mark Wheelis. Emerging Infectious Diseases. 8(9): 971-975, 2002

第3章・ペストであり、ペストでない

Plague around the world in 2019, WHO: Weekly epidemiological record. 25(94): 282-292, 2019
A draft genome of Yersinia pestis from victims of the Black Death, Kirsten I. Bos et al. Nature. 478:506-510, 2011
Molecular history of plague, M.Drancourt et al. Clinical Microbiology and Infection.22:911-915, 2016
Medieval and modern bubonic plague: some clinical continuities, Lars Walløe. Medical History Supplement. 27:59-73, 2008
Epidemiology of the Black Death and successive waves of plague, Samuel K Cohn Jr. Medical History Supplement. 27:74-100, 2008

第4章・どこから発生し、どこまで拡大したのか

East or west? The geographic origin of the Black Death, John Norris. Bulletin of the History of Medicine. 51:1-24, 1977

Was the Black Death in India and China ?, George D Sussman. Bulletin of the History of Medicine. 853:319-355, 2011

Phylogenetic diversity and historical patterns of pandemic spread of Yersinia pestis, Giovanna Morelli et al. Nature Genetics. 42(12):1140-1143, 2010

Yersinia pestis and the Plague of Justinian 541-543 AD: a genomic analysis, David M Wagner et al. The Lancet Infectious Diseases. 14:319-326, 2014

Historical Y. pestis genomes reveal the European Black Death as the source of ancient and modern plague pandemics, Maria A. Spyrou et al. Cell Host & Microbe. 19:874-881, 2016

Integrative approach using Yersinia pestis genomes to revisit the historical landscape of plague during the Medieval Period, Amine Namouchi et al. PNAS. 115(50): E11790-E11797, 2018

第5章・甚大な被害はなぜおきたのか

Plague: History and contemporary analysis, Didier Raoult et al. Journal of Infection. 66(1):18-26, 2013

The transmission of the Black Death to western Europe: a critical review of the existing evidence, Hans Ditrich. Mediterranean Historical Review. 32(1): 25-39, 2017

Experimental model to evaluate the human body louse as a vector of plague, Linda Houhamdi et al. Journal of Infectious Disease. 194(11):1589-1996, 2006
Human ectoparasites and the spread of plague in Europe during the Second Pandemic, Katharine R. Dean et al. PNAS. 115(6): 1304-1309, 2018
『図説　不潔の歴史』キャスリン・アシェンバーグ著　鎌田彷月訳　原書房　２００８年
『ねずみ・しらみ・文明』Ｈ・ジンサー著　橋本雅一訳　みすず書房　１９６６年

第7章・日本にペストは波及したか

『病が語る日本史』酒井シヅ著　講談社　２００２年
『日本の対外関係４～倭寇と「日本国王」』荒野泰典、村井章介、石井正敏編集　吉川弘文館　２０１０年
『倭寇』田中健夫著　講談社学術文庫　２０１２年
『日本疾病史』富士川游著　平凡社　１９６９年
『朝鮮医学史及疾病史』三木栄著　思文閣出版　１９９１年

濱田篤郎　はまだ・あつお
1955年東京都生まれ。東京医科大学教授、同大学病院渡航者医療センター部長。東京慈恵会医科大学を卒業後、米国Case Western Reserve大学で熱帯感染症と渡航医学（トラベルメディスン）を学ぶ。慈恵医大の講師、労働者健康安全機構・海外勤務健康管理センター所長代理などを経て現職。東京都の感染症対策アドバイザーも兼務。著書に『旅と病の三千年史』（文春新書）、『疫病は警告する』（洋泉社）、『歴史を変えた「旅」と「病」』（講談社＋α文庫）、『新疫病流行記』（バジリコ）、『海外健康生活Q＆A』（経団連出版）など多数。

朝日新書
773

パンデミックを生《い》き抜《ぬ》く
中世ペストに学ぶ新型コロナ対策

2020年7月30日第1刷発行

著　者　濱田篤郎

発行者　三宮博信
カバーデザイン　アンスガー・フォルマー　田嶋佳子
印刷所　凸版印刷株式会社
発行所　朝日新聞出版
〒104-8011　東京都中央区築地5-3-2
電話　03-5541-8832（編集）
　　　03-5540-7793（販売）

Published in Japan by Asahi Shimbun Publications Inc.
ISBN 978-4-02-295083-3
定価はカバーに表示してあります。

落丁・乱丁の場合は弊社業務部（電話03-5540-7800）へご連絡ください。
送料弊社負担にてお取り替えいたします。

朝日新書

翻訳の授業
東京大学最終講義

山本史郎

めくるめく上質。村上春樹『ノルウェイの森』、芥川龍之介『羅生門』、シェイクスピア「ハムレット」、トールキン「ホビット」……。翻訳の世界を旅しよう！　AIにはまねできない、深い深い思索の冒険。山本史郎（東京大学名誉教授）翻訳研究40年の集大成。

関ヶ原大乱、本当の勝者

日本史史料研究会／監修
白峰　旬／編著

家康の小山評定、小早川秀秋への問鉄砲、三成と吉継の友情物語など、関ヶ原合戦にはよく知られたエピソードが多い。本書は一次史料を駆使して検証し、従来の〝関ヶ原〟史観を根底から覆す。東西両軍の主要武将を網羅した初の列伝。

シニアのための なぜかワクワクする片づけの新常識

古堅純子

おうちにいる時間をもっと快適に！　シニアの方の片づけには、この先どう生きたいのか、どう暮らしたいのか、限りある日々を輝いてすごすための「夢と希望」が何より大切。予約のとれないお片づけのプロが、いきいき健康に暮らせるための片づけを伝授！

コロナが加速する格差消費
分断される階層の真実

三浦　展

大ベストセラー『下流社会』から15年。格差はますます広がり、「上」と「下」への二極化が目立つ。コロナはさらにその傾向を加速させる。バブル・氷河期・平成3世代の消費動向から格差の実態を分析し、「コロナ後」の消費も予測する。

朝日新書

清須会議
秀吉天下取りのスイッチはいつ入ったのか？

渡邊大門

信長亡き後、光秀との戦いに勝利した秀吉がすぐさま天下人の座についたわけではなかった。秀吉はいかにして、織田家の後継者たる信雄、信孝を退け、勝家、家康を凌駕したのか。「清須会議」というターニングポイントを軸に、天下取りまでの道のりを検証する。

パンデミックを生き抜く
中世ペストに学ぶ新型コロナ対策

濱田篤郎

3密回避、隔離で新型コロナのパンデミックを乗り越えようとするのは、実は14世紀ペスト大流行の時と同じ。渡航医学の第一人者が「医学考古学」という観点から不安にならずに今を乗り切る知恵をまとめた。コロナ流行だけでなく今後の感染症流行対処法も紹介。

中流崩壊

橋本健二

経済格差が拡大し「総中流社会」は完全に崩壊した。そして今、中流が下流へ滑落するリスクが急速に高まっている。コロナ禍により中流内部の分断も加速している。『新・日本の階級社会』著者がさまざまなデータを駆使し、現代日本の断層をつぶさに捉える。

政治部不信
権力とメディアの関係を問い直す

南 彰

「政治部」は、聞くべきことを聞いているのか。斬り込む質問もなく、会見時間や質問数が制限されようと、オフレコ取材と称して政治家と「メシ」を共にする姿に多くの批判が集まる。政治取材の現場を知る筆者が、旧態依然としたメディアの体質に警鐘を鳴らす。